廖锦红 主编

黎药胆木的传统用法与现代研究

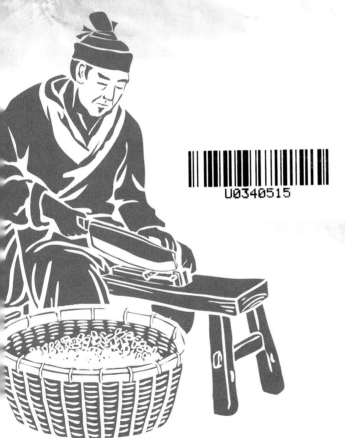

U0340515

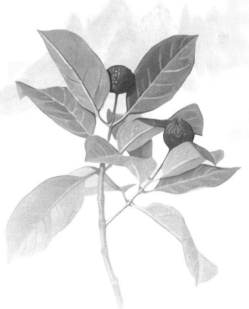

郑州大学出版社

图书在版编目（CIP）数据

黎药胆木的传统用法与现代研究／廖锦红主编. — 郑州：郑州大学出版社，2023. 2
ISBN 978-7-5645-9236-3

Ⅰ. ①黎… Ⅱ. ①廖… Ⅲ. ①黎族－民族医学－胆木－研究 Ⅳ. ①R298.108

中国版本图书馆 CIP 数据核字（2022）第 211939 号

黎药胆木的传统用法与现代研究

LIYAO DANMU DE CHUANTONG YONGFA YU XIANDAI YANJIU

策划编辑	李龙传		封面设计	王　微
责任编辑	李龙传　屈红丽		版式设计	王　微
责任校对	张　楠		责任监制	李瑞卿

出版发行	郑州大学出版社		地　　址	郑州市大学路 40 号（450052）
出版人	孙保营		网　　址	http://www.zzup.cn
经　销	全国新华书店		发行电话	0371-66966070
印　刷	河南文华印务有限公司			
开　本	787 mm×1 092 mm　1／16			
印　张	10.5		字　　数	231 千字
版　次	2023 年 2 月第 1 版		印　　次	2023 年 2 月第 1 次印刷

书　号	ISBN 978-7-5645-9236-3		定　　价	69.00 元

本书如有印装质量问题,请与本社联系调换。

作者名单

主　　编　廖锦红

副 主 编　韩法河　邢益涛　吴维炎

编　　委　（以姓氏笔画首字母为序）

马　妍　王　樱　王立春　王定国

林学英　向雅洁　李锦云　吴婉瑜

吴嘉龙　张　鹏　夏玉成　谢晨星

协助单位　海南森祺制药有限公司

国医大师林天东工作室

海南崇原药物开发有限公司

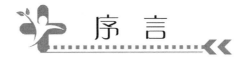

序 言

　　黎族医药是黎族的宝贵医药学文化遗产,是我国医学的重要组成部分,至今在海南黎族地区仍发挥着救治百姓疾病的重要作用。黎族传统用药经验丰富、诊疗技术独特,在治疗呼吸道感染、骨伤及关节炎等常见疾病和疑难杂症方面有着独特的疗效。

　　近几年来,随着社会各界对民族医药文化的重视,苗医药、藏医药、蒙医药等都得到了较好的开发,它们各自都有了享誉海内外的医药品牌,但有着数千年悠久历史的黎族医药却还是"藏在深闺人未识",黎族医药的传承与发展裹足不前。

　　为加快推进黎族医药文化挖掘与传承、鼓励大力发展黎族医药产业。海南省政府早在2010年出台的《关于扶持和促进中医药事业发展的意见》(琼府〔2010〕67号)提出,要加大对黎族等传统民族医药遗产挖掘与保护力度,弘扬传承黎族医药文化。自《海南自由贸易港建设总体方案》发布以来,海南已然成了发展培育医药产业的沃土。《中共海南省委 海南省人民政府关于促进中医药在海南自由贸易港传承创新发展的实施意见》(琼发〔2020〕14号)提出要加快黎、苗等地方特色民族医药挖掘和整理。2021年12月,海南省政府与国家中医药管理局签订了关于促进中医药在海南自由贸易港传承创新发展合作协议,旨在充分发挥海南自由贸易港政策优势、生态环境优势和气候资源优势,努力把海南打造成"中医药走出去的窗口"。在海南自贸港建设背景下,包括黎族医药在内的民族医药发展迎来了新的机遇和挑战。

　　胆木为海南特色黎药,海南黎族同胞认为胆木有抗菌消炎、抗病毒特效,是不可多得的纯天然绿色抗生素药品原料。近年来,学者们对胆木及其制剂的研究日益深入,胆木含有多种有效成分,具有多种药理作用,在清热解毒、镇痛抗炎、治疗上呼吸道感染和泌尿系统感染等诸多领域具有临床应用和开发价值,且不良反应少,具有较高的安全性,是一种很具发展前途的中药。

　　今闻海南森祺制药有限公司廖锦红等人完成《黎药胆木的传统用法与现代研究》一书,对黎药胆木的基原、药用考证、种植栽培、质量控制、化学成分进行了概括,尤其是总结了近年来关于胆木的安全性、药理和临床应用等最新研究进展,是对黎药胆木最全面、系统和权威的论述,对其他一系列黎药的"走出深山"和深度开发具有借鉴意义,对促进黎族医药事业的传承与创新发展,弘扬黎族医药文化将起到重要推动作用。

希望更多的有识之士参与黎族医药的传承与发展,让黎族医药事业更加辉煌,为海南自贸区自贸港的建设、为实现中华民族伟大复兴的中国梦做出我辈应有的贡献!

此为序!

国医大师

林天东

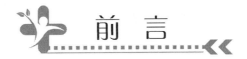

前　言

　　中医药是包括汉族和少数民族医药在内的我国各民族医药的统称,反映了中华民族对生命、健康和疾病的认识,是具有悠久历史传统和独特理论及技术方法的医药学体系。中医和中草药是中国劳动人民在与自然的生存斗争中对医疗技能和药材逐渐掌握、积累、丰富而发展起来的一门传统健康学科,是中华民族优秀文化的瑰宝。数百年来中医和中草药越发为普通大众甚至世界各国所接受,不仅为中华民族的繁衍和百姓的健康提供了保障,也为人类的健康与社会发展做出了极大贡献。黎族医药是黎族世代相传的传统医药,它具有民族性、地域性和传统性,是黎族人民在长期与疾病斗争中实践积累出来的防病治病的经验。在民间使用已有三千年历史,同壮药、藏药、苗药、白药、蒙药等一起被誉为我国民族医药的瑰宝,是中医药的重要组成部分。

　　黎族是海南岛最早的居民,黎族语言属汉藏语系壮侗语族黎语支。1957 年在党和政府帮助下创制了以拉丁字母为基础的黎文,信仰仍处在原始宗教阶段。黎族主要聚居在海南省的陵水、保亭、三亚、乐东、东方、昌江、白沙、琼中、五指山等县市,其余散居在海南省境内的万宁、儋州、屯昌、琼海等县市以及贵州等省。新中国成立后,中国学者根据文献记载,结合大量的考古学、语言学、民族学资料和前人的研究成果,多数人认为,黎族是从古代越族发展而来,特别是和"百越"的一支——"骆越"的关系更为密切。根据考古材料,可以推知黎族的先民在 3000 年前的殷周之际,就定居在海南岛,过着原始母系氏族公社的生活。根据《中国统计年鉴　2021》统计,中国境内的黎族人口数为 1 602 104 人。

　　黎医黎药是黎族同胞几千年来同疾病作斗争积累下来的医学经验,是黎族人民智慧的结晶,是祖国传统医学的重要组成部分,堪称民族医学瑰宝。它既与祖国传统医学相通相融,又具有独特鲜明的区域性、民族性、传统性。从黎族医药启蒙与发展的历史年代去衡量,黎族是最早实现巫医分化,走入理性医学发展模式的民族之一,也是最早学会利用草药治疗疾病的民族之一。黎族是一个非常善于识别和利用天然植物药物的民族,在信仰上有植物崇拜的习俗,黎族地区天然药材资源十分丰富,品种繁多。五指山地区现有植物药 500 多种,动物药 200 多种,矿药物 100 多种。黎族对这些草药资源的开发和利用,具有悠久的历史,据《崖州志》记载的草药证实,黎族民间对草药形态、性能、性味、功效、采集、加工及分类都有了比较全面的认识,特别是对毒蛇咬伤、接骨、跌打损伤、中毒、风湿、胃痛、疟疾、风痧症、瘴气、疑难杂症等的治疗方面都积累了丰富的经验。黎族民间从事黎医的人,多为自采自用,自己加工配制草药。

胆木为海南特色黎药,是海南省传统黎药重点研究药材之一,海南黎族认为胆木有抗菌消炎、抗病毒特效。

胆木来源于茜草科乌檀属植物乌檀 *Nauclea officinalis*(Pierre ex Pitard)Merr. et Chun 的干燥茎干及根,又名山熊胆、熊胆树、药乌檀、黄羊木、黄胆木、黄心木、树黄柏、细叶黄颗木,主要分布于广东、广西和海南中等海拔地区的森林中。具有清热解毒的功效,常用于感冒发热、咽喉肿痛、外耳道疖肿、急性结膜炎、皮肤疮肿的治疗。

近年来,对胆木及其制剂的研究日益深入,胆木含有多种有效成分,具有多种药理作用,在清热解毒、镇痛抗炎、治疗上呼吸道感染和泌尿系统感染等诸多领域具有临床应用和开发价值,且不良反应少,具有较高的安全性,是一种很具发展前途的中药。随着现代技术手段及其制剂工艺的飞速发展,相信未来会有越来越多的剂型涌现出来,其应用范围也会更加广泛,在临床治疗中将发挥更大的作用。

基于此,我们编辑《黎药胆木的传统用法与现代研究》一书。全书按 10 个章节进行陈述,对胆木的历史、药用考证、种植栽培、质量控制、化学成分活性物质、药理作用与临床应用的研究进展进行综述,以便为胆木的进一步开发应用提供参考。

本书在编写过程中,得到了许多专家及同行的指导与帮助,在此向为本书出版付出辛勤劳动和无私奉献的各位专家及同行表示诚挚的谢意。

由于编者水平所限,书中难免存在疏漏或不足之处,恳请广大师生、读者批评指正。

编者

目 录

第一章 概　论

民族医药作为中医药的重要组成部分，是最独具特色的一块医学璞玉。《中医药发展战略规划纲要(2016—2030年)》要求："加强民族医药传承保护、理论研究和文献的抢救与整理。推进民族医药标准建设，提高民族医药质量，加大开发推广力度，促进民族医药产业发展"。民族医药是我国传统医药的重要组成部分，民族医药与中医药具有平等的地位。《中华人民共和国宪法》明确规定："国家发展医疗卫生，发展现代医药和我国传统医药"。民族医药在发展过程中呈现多元一体、和而不同的特点。民族药材，占全国药材资源总数的70%左右；全国约有民族药生产企业120家，民族医药成药品种已有600多种，主要生产藏、蒙、维、苗药等民族药品种。中国药典、各级标准中收录民族药千余种，其中有47种民族药被列入《国家基本医疗保险药品目录》。

第一节　黎族医药

黎族先民早于3000年前就已生活在海南岛上，由于海南岛孤悬海外，易遭受蛇虫滋扰、猛兽袭击和各种疾病的困扰。黎族同胞在没有外界援助的情况下长期同疾病作斗争，积累了丰富而独特的传统医药学知识和经验，这些知识及经验方使黎族百姓得以生存和延续，至今仍然在疾病防治方面发挥着重要作用，具有明显的科学性和实用性。黎族医药治疗疾病共经历了"以巫师为医，以牛为药""以巫医为医，以草为药""以草医为医，以百草为药"三个时期，逐渐形成一套独具特色的黎族医药文化。

黎族人善于利用天然动植物，其运用黎药在妇科病、男科病、肝癌、肺病、骨折、风湿病、高血压、白血病、糖尿病、皮肤病、阑尾炎、蛇毒咬伤、关节炎、坐骨神经痛、骨髓炎、股骨头坏死、疟疾、乳腺增生、乳腺癌等常见病和疑难杂症方面的治疗独具一格，并获得良好的疗效，同时还可结合独特的外治手法，如藤灸、灯心草灸、野菠萝叶熏蒸等技术对疗效进行巩固。这些基本理论知识、用药方法和治疗手段至今还在为黎族人民的健康保驾护航。

但由于黎族没有本民族文字，人们主要靠口传心授、师徒传教的方法传承黎族医药知识和经验。正是因为这种口口相传的方式，导致黎族医药知识和经验在传承过程中极易误传、讹传和失传，加上黎族医遵循医术不外传的习俗，使得很多医药知识在代代相传的过程中自然的遗失。加之黎族医多数没有高校学历，也无医师资格证书，更无法申请营业执照，很难合法开诊所行医。他们有的仅针对上门求医的患者提供诊治，有的只能在街头摆摊售药，这些局限使得许多经验丰富的黎族医无法充分发挥自己的医术。

据初步统计，截至2016年，海南从事黎族医药工作的民间专职医生仅137人，兼职（亦农亦医）达上千人，仅有合法的门诊部1家，小诊所8家，绝大多数分布在民族地区。海南省中医院于2020年率先成立黎族医药门诊，运用黎族特色的诊疗技术救治病患，以发挥黎族医药的惠民作用，并取得了一定的成效。但总体而言，从事黎族医药事业的人员相对匮乏，发展滞后，严重影响着黎族医药的传承与发展。

在长期的与自然环境的斗争及生产生活的经验总结，黎族人民对植物药和动物药在疾病的预防和治疗作用有了一定的经验积累。很多黎族草医的草药识别和应用已经非常丰富，在村寨中除了治病救人外，还担任传播草药知识的重任，因此，黎族医或多或少都能识别草药。黎族医常用的草药有600多种，加上动物和矿物药有1000多种。且黎族医会据患者的情况加工药物，包括切制法、磨捣法、炒制法、泡制法、灸制法、露制法、漂制法、蒸馏法等9种。黎药品种丰富、价格低廉、药效明显、特色鲜明、绿色安全，许多黎药有独特的疗效和保健功能，在治疗疑难杂症和肿瘤方面疗效显著。

第二节　黎药胆木

胆木，属茜草科常绿乔木，树高可达5 m以上，是珍稀特种药材树种。其主要价值在于药用，其茎、枝、树干、树皮提取物具有抗菌、抗病毒、消炎镇痛的功效，是不可多得的纯天然绿色抗生素药品原料。

《全国中草药汇编》有载：清热解毒，消肿止痛。用于感冒发热，急性扁桃体炎，咽喉炎，支气管炎，肺炎，泌尿系统感染，肠炎，痢疾，胆囊炎；外用治乳腺炎，痈疖脓肿。由于胆木新药系纯天然植物提取物，完全不同于化学合成药品。研究试验观察，经数千例临床治疗未遇到毒副作用症状发生。现有胆木医药药品：胆木浸膏糖浆、胆木浸膏胶囊、胆木浸膏片、胆木注射液，胆木药品的特点一是具有安全、无毒副作用；二是广谱、抗菌、抗病毒，胆木药品对肺炎球菌、金黄色葡萄球菌、链球菌、大肠埃希菌、伤寒杆菌、弗氏痢疾杆菌、淋球菌等各种革兰氏阳性、阴性菌以及支原体、衣原体等有较强的抑制和灭杀作用；三是不易产生耐药性，故而被称之为天然的"绿色抗生素"。

胆木主要分布在海南中部山区，胆木全树入药（除叶片外），其提取物是新型纯天然抗生素药品原料，具有安全无毒副作用特点。经过千例临床试验观察，证实未发现毒副作用,医疗率良好,是广谱抗菌、抗病毒的天然植物药物,已经行销全国各地医药市场。胆木如没有加工,苦涩如胆,难以被患者接受,只在深闺人未识。而近十几年来,随着胆木被开发成生物制剂,使胆木身价倍增,天然林中的胆木树材被农民滥砍私采,销售给药厂,造成胆木资源急剧下降。目前市场上胆木有价无市,极其紧缺,亟待发展人工种植,实现胆木药品的产业化运作。

　　胆木树种适应性强,生长较快,有抗病虫害特点,可一次栽种多次砍伐,种植 5 年以上即可轮伐,每亩可产胆木 10.5 立方米,年产值亩达 8000～12000 元以上,收益明显高于其他速生林。林业部门与制药厂已成功掌握胆木试管苗与扦插苗技术,可批量提供胆木树苗,为胆木产业化生产创造了条件。

第二章　胆木的药用考证

胆木来源于茜草科乌檀属植物乌檀 *Nauclea officinalis*（Pierre ex Pitard）Merr. et Chun 的干燥茎干及根,又名山熊胆、熊胆树、药乌檀、黄羊木、黄胆木、黄心木、树黄柏、细叶黄颗木,具有清热解毒的功效,常用于感冒发热、咽喉肿痛、外耳道疖肿、急性结膜炎、皮肤疖肿的治疗[1]。胆木为海南特色黎药,海南黎族认为胆木有抗菌消炎、抗病毒特效,是海南省传统黎药重点研究药材之一。历代本草未见“胆木”的记载,然而,胆木因其苦如胆而得名,是否曾与苦木为一类药材? 其原植物乌檀,与“檀”类药材又有何相关性? 这些问题都有待考证。现就胆木及其基原植物进行古今本草记载的梳理,以明确其入药的历史渊源和发展变革。

第一节　“檀”类药材的考证

明朝李时珍《本草纲目》[2]载檀香 3 种:黄檀、白檀、紫檀,产自广东、云南及东南亚各国。李时珍认为,江淮、河朔所产檀木,虽与上述 3 种同类,但无香气。此处“江淮、河朔所产檀木”以产地来看,应指青檀 *Pteroceltis tatarinowii* Maxim.。《本草纲目》:“藏器曰:白檀出海南”,“皮洁而色白者为白檀”,又言黄檀、白檀、紫檀 3 种之中,以黄檀和白檀香气清幽。故而,白檀虽产地与乌檀一致,但从树皮颜色白檀色白、乌檀色灰,以及白檀气香、乌檀气微上有明显的差异,应不是同一种。“皮实而色黄者为黄檀”,“黄檀最香”,可见,黄檀与现檀香品种一致,为檀香科植物檀香 *Santalum album* L.。“紫檀诸溪峒出之,性坚,新者色红,旧者色紫,有蟹爪文”,与豆科植物紫檀 *Pterocarpus indicus* Willd. 的特征一致。至于产自海南的白檀为何种,仍有待商榷。目前海南的植物树种中,降香黄檀木材为白色,带香气,但其心材常色深,出产降香药材,且《本草纲目》另有“降真香”条,故并非同种。海南产白木香 *Aquilaria sinensis*（Lour.）Spreng. 为瑞香科植物,老茎受伤后所积得的树脂俗称沉香,可作香料原料;其树皮纤维柔韧,色白而细致,木部芳香。虽性状和产地与白檀类似,但其在《本草纲目》中以“蜜香”列出,故也不是白檀。檀香有“新山檀”和“老山檀”之分,通常色泽较深香气很浓的谓之“老山檀”;色泽较浅、香气较淡的谓之“新山檀"。如不考虑书中白檀产地为海南,可能与现市场上所指"新山檀"类似。

明代早期的《救荒本草》[3]收载"檀树芽":"生密县山野中。树高一二丈。叶似槐叶而长大。开淡粉紫花。叶味苦。"从叶形、花色等描述来看,与豆科植物黄檀 *Dalbergia hupeana* Hanc 基本一致,产地也相符。密县即今之新密市,位于河南省中部的嵩山东麓,至今仍有春季以黄檀嫩芽入馔的习惯。清《植物名实图考》[4]对檀木有较为简要的记载:"檀,《本草拾遗》始著录,皮和榆皮为粉食,可断谷。《救荒本草》,叶味苦,芽可炸食。"并绘有草图,从图中反映了豆科植物典型的羽状复叶特征,与豆科植物黄檀基本一致。

纵观以上不同历史时期我国的"檀",产自岭南以北者,有榆科青檀和豆科黄檀 2 种,产自岭南的,则考证出自檀香科檀香、豆科植物紫檀 2 种。以现代名称含"檀"的多个树种,如青檀、黄檀、檀香、紫檀等为对象进行观察发现,"檀"类树种均有木部纹理细腻均匀,质地细密等特点,由此推测,"檀"中"亶"除"善"之意以外,还是象形字,有纹理细腻之意,字形与"檀"类树种木部的年轮及纹理形似。胆木的原植物乌檀木部结构亦细腻均匀,此外乌檀树皮灰绿色或棕绿色,故可推测乌檀因树皮色深、木部细腻而得名。

综上所述,乌檀并非本草中记载的各种"檀"。

第二节　乌檀的考证

乌檀为我国唯一自然分布的乌檀属植物,主要分布于广东、广西和海南中等海拔地区的森林中。

国外分布于越南、柬埔寨、老挝、泰国、马来西亚及印度尼西亚。乌檀的植物拉丁学名,最早以 *Sarcocephalus officinalis* Pierre ex Pitard 发表,从命名可见,法国著名的亚洲植物学家 Jean Baptiste Louis Pierre 提供的该植物的生物特征未满足合格发表的各项规定,而后,由 C. J. Pitard 提供了满足合格发表规定的特征,于 1922 年发表在 Lecomte 主编的《印度支那植物志》(Fl. Gen. Indo-Chine)第 3 卷 26 页。*Sarcocephalus* 意思是"肉头的",*officinalis* 意思是"药用的",表明从植物定种之初,植物学家已明确乌檀的药用地位。而后,美国著名植物分类学家 Elmer Drew Merrill 与我国近代植物分类学家陈焕镛将其列入乌檀属 *Nauclea*,以拉丁学名 *Nauclea officinalis*(Pierre exPitard)Merr. et Chun 于 1940 年发表在英文版《中山专刊》(SUNYATSENIA)第 5 卷 188 页,侯宽昭于 1964 年发表在同一刊物第 6 卷 234 页。*Nauclea* 来源于古希腊语,Naus 意思是"舟",clea 意思是"闭合的",以此表示该属植物的果实外形似封闭的船舱[5]。1976 年乌檀列入《海南植物志》第 3 卷 287 页[6],1999 收载入《中国植物志》第 71 卷第 1 期 260 页[5]。

黎族是一个历史十分悠久的民族,有着深厚的文化底蕴,多数人认为,黎族是从古代越族发展而来,特别是和"百越"的其中一支"骆越"关系十分密切。然而,黎族却一直没有自己的文字,直至 1957 年,国家设计并通过了拉丁字母形式的《黎文方案》。因此,黎族文化尤其是黎族医药,有很多一直在民间流传的药物品种,缺乏历史记载,但并不代表其历史短暂,胆木便是其中之一。1988 年以前,海南隶属于广东省,1969 年的药物资源普查将胆木编入广州部队《常用中草药手册》[7]。《全国中草药汇编》[1]在卫生部的领导下,由中医研究院中药研究所、中国医学科学院药物研究所、卫生部药品生物制品检定所同全国九省、二市有关单位共同协作编写,胆木首次载入国家级本草书籍,于 1975 年出版。胆木 1979 年收入《中药大辞典》[8],1999 年收入《中华本草》[9]。标准记载方面,1979 年出版的《中华人民共和国药典》[10](1977 年版),正式将胆木收入国家标准。自 1985 年版起,胆木未在《中华人民共和国药典》中记载。2004 年版《广东省中药材标准》[11](第一册)、2011 年版《海南省中药材标准》[12](第一册)收载胆木。收载信息见表 2-1。

表 2-1　胆木在各本草与标准中的收载

序号	出版年	著作名称	药用部位	剂量
1	1969	广州部队《常用中草药》[7]	枝和树皮	0.5~1.0 两
2	1975	《全国中草药汇编》[1]	枝、干、皮	0.5~1.0 两
3	1976	《海南植物志》[6]	茎	无
4	1979	《中药大辞典》[8]	枝和树皮	0.5~1.0 两
5	1979	1977 年版《中华人民共和国药典》*[10]	茎干及根	9~15 g
6	1991	《新华本草纲要》[13]	枝和树皮	无
7	1999	《中国植物志》[5]	茎	无
8	1999	《中华本草》[9]	枝和树皮	15~30 g
9	2001	《现代中药材鉴别手册》[14]	茎及根	6~10 g
10	2004	《广东省中药材标准》*[11]	木材	15~31 g
11	2011	《海南省中药材标准》*[12]	茎干及根	9~15 g

第三节　苦木与胆木相关性考证

一、名称

苦木为苦木科植物苦树 *Picrasma quassioides*(D. Don)Benn. 的干燥枝及叶,名苦木、苦檀木、苦皮树、苦胆木、熊胆树等,与胆木原植物乌檀的别名熊胆树重合[5],其中,苦胆木之名尤易与"胆木"混淆。因此,两者极可能因名称而导致混用。

二、分布区域

苦树分布于黄河流域及其以南各省区;生于海拔 1650～2400 m 的山地杂木林中;而胆木原植物乌檀分布于广东、广西和海南中等海拔地区的森林中,在海南地区多自然分布于海拔 300～1200 m 的热带半落叶季雨林中[5]。乌檀分布狭窄,呈零星状,种群数量少。世界范围来看,乌檀分布于热带亚洲、非洲和大洋洲。在亚洲以我国、柬埔寨、越南为主,国内仅见于海南、广东、广西一带的深山,被国家林业部确认为重点保护的珍稀野生植物物种之一[15]。

三、植株形态

乌檀:乔木,高 4～12 m;树皮灰绿色或棕绿色,小枝纤细,光滑;顶芽卵形。叶纸质,椭圆形,稀倒卵形。苦树:落叶乔木,高达 10 余米;树皮紫褐色,平滑,有灰色斑纹,全株有苦味。叶互生,奇数羽状复叶[5]。在植物形态上的区别较为明显。

四、药用部位及性状

2015 年版中国药典记载苦木的药用部位为干燥枝及叶。1977 年版中国药典与 2011年《海南省中药材标准》记载胆木的药用部位为干燥茎干及根[10,12],1975 年《全国中草药汇编》记载胆木以枝、干、皮入药[1],2004 年版《广东省中药材标准》(第一册)记载胆木以木材入药[11],《常用中草药手册》《中药大辞典》《中华本草》等记载胆木以枝和树皮入药[7-9]。两者均有枝入药的记载。较粗的苦木枝切制为不规则饮片后,较易与胆木混淆。区别在于:胆木木部鲜黄色至棕黄色,外皮灰褐色,粗糙,易脱落,边材与心材色差不明显;苦木木部浅黄色至淡黄棕色,边材淡黄白色,心材深黄褐色。此外,胆木生长轮隐约可见,苦木生长轮则清晰可见。两种饮片均质坚硬,气微,味苦或极苦。

五、功能主治

两者均性味苦寒。1977 年版中国药典记载胆木能清热解毒,用于感冒发热、咽喉肿痛、外耳道疖肿、急性结膜炎、皮肤疖肿[10];《全国中草药汇编》记载胆木能清热解毒、消肿止痛,用于感冒发热、急性扁桃体炎、咽喉炎、支气管炎、肺炎、泌尿系统感染、肠炎、痢疾、胆囊炎;外用治乳腺炎、痈疖脓肿[1];《广东省中药材标准》记载胆木能清热解毒、消肿止痛,用于乳蛾、痢疾、热淋、下肢溃疡、疖肿脓疡、湿疹[11];《海南省中药材标准》记载胆木能清热解毒、消肿止痛,用于感冒发热,咽喉肿痛、外耳道疖肿、急性结膜炎、皮肤疖肿、急性黄疸、胃痛[12]。2015 年版中国药典记载苦木能清热解毒、祛湿,用于风热感冒、咽喉肿痛、湿热泻痢、湿疹、疮疖、蛇虫咬伤[16]。可见两者功能主治大部分较为相似,均能清热解毒,胆木偏于消肿止痛,苦木则偏于祛湿。苦木有小毒,不如胆木安全。

六、本草记载

胆木与苦木均未见古代本草记载。综上,胆木与苦木历代本草均未见记载,因产地、功效和饮片性状具有一定的相似性,别名也有重复,故存在混淆使用的情况。苦木有小毒,不得与胆木混用,应予以区别。

第四节　世界乌檀属植物的分布与研究现状

分布:乌檀属植物全世界约有 30 余种,我国有 2 种,一种为原生种,即本种乌檀,另一为外来引入的栽培品种东方乌檀 *Nauclea orientalis*(L.)L.。东方乌檀是本属的模式种[5]。乌檀属在世界范围内分布较为广泛,如非洲、澳大利亚、南亚及东南亚地区等。乌檀属其他植物在其主产地也常作为民间药用植物使用[17]。

乌檀的化学成分较多,主要包括生物碱、五环三萜、黄酮、酚酸等[18-20]。可见民间入药,也用于制备中药制剂,如胆木注射液、胆木浸膏片、胆木浸膏糖浆等[21]。现代药理研究表明,胆木能提高机体免疫力、解热、抗炎、镇痛、抑菌、抗氧化[1,22,23]。临床对结膜炎、流行性腮腺炎、急性上呼吸道感染、泌尿系统感染等均疗效确切[1]。

Nauclea latiforia Smith:主要分布于非洲。在西非和南非,*Nauclea latiforia* 树皮和树叶的浸剂和煎剂用于治疗胃痛、发热、腹泻、细菌感染和寄生虫病,茎和根的浸剂和煎剂用于对抗疟疾。在卡诺(尼日利亚),咀嚼 *Nauclea latiforia* 枝条可用于治疗胃痛和结核病。在喀麦隆,则用于治疗神经性疼痛,如头痛、抽搐等。在非洲各地还用于治疗黄疸、黄热病、肝炎、麻疹、流感、头皮感染、脓肿等多种病症。*Nauclea latiforia* 主要含生物碱、皂苷和多酚类化合物,现代药理研究表明,*Nauclea latiforia* 能抗疟、驱虫、杀灭螺杆菌、保肝、抗氧化、抗惊厥、抗焦虑、镇静、降血糖、抗炎、解热等,临床主要用于抗疟[24-28]。

Nauclea diderrichii(De Willd.)Merr.:主要分布于非洲。在西非和中非,*Nauclea diderrichii* 被用于杀虫和抗寄生虫。在加蓬、刚果和尼日利亚,*Nauclea diderrichii* 树皮和树叶的浸剂用于治疗疾病。几内亚、尼日利亚、喀麦隆、加蓬、加纳、象牙海岸等民间将其根、树皮或果实用于对抗各种细菌的感染,并用于治疗口腔疾病、消化系统不适、伤寒、淋病、痢疾、便秘、牙痛、头痛、咳嗽、发热、糖尿病、贫血、性功能障碍、女性不育等。*Nauclea diderrichii* 主要含生物碱类化合物,现代药理研究表明,*Nauclea diderrichii* 具有杀螨、保肝等功效[29-31]。

东方乌檀:主要分布于东南亚、新几内亚、澳大利亚。东方乌檀是澳大利亚唯一土生土长的乌檀属植物。澳大利亚土著将其用于治疗胃痛和动物咬伤,同时也用作黄色染料,菲律宾则用其治疗外伤。其树皮提取物能使鱼类眩晕,利于捕捉。东方乌檀主要含生物碱类成分,现代药理研究表明,东方乌檀具有抗疟和抗肿瘤的活性[32-34]。

Nauclea pobeguinii(Hua ex Pobeg.)Merr. :主要分布于非洲热带以西至赞比亚一带。几内亚、刚果、喀麦隆、尼日利亚用其树皮和叶治疗糖尿病、性功能障碍、皮肤疾病。*Nauclea pobeguinii* 主要含生物碱类成分,现代药理研究表明,*Nauclea pobeguinii* 树皮具有抗疟、镇痛、抗炎等活性[35-38]。

Nauclea vanderguchtii(De Willd.)Petit. :主要分布于利比里亚、尼日利亚至非洲热带西海岸。喀麦隆传统将其叶和树皮用于皮肤疾病与外伤的治疗[39]。

以上即为有传统入药习惯的乌檀属植物。其中,乌檀、*Nauclea latiforia*、东方乌檀化学成分和药理作用的研究较多,也是主产地所在民间较为常用的品种。关于乌檀属其他品种的药用部位,多为树皮、根和茎,基本与乌檀类似。乌檀属其他品种主要药效成分多为生物碱,药理活性多体现在抗炎、抗菌方面,也与乌檀较为一致。

第五节　胆木药材的加工与炮制规范

1977 年版中国药典以乌檀的干燥茎干及根入药。加工方法为砍成块片,晒干。未列出饮片与炮制方法[10]。

2004 年版《广东省中药材标准》以乌檀的干燥木材入药。加工方法为除去树皮,切片,晒干。【炮制】项下方法为除去杂质,洗净,切片,晒干[11]。

2011 年版《海南省中药材标准》以乌檀的干燥茎干及根入药。加工方法为除去树皮,切片,晒干。【炮制】项下方法为除去杂质,洗净,切片,晒干[12]。

从目前市场上所见的胆木饮片来看,基本上正品均呈不规则的小块或片状,个别有残留树皮,可见表面灰绿色或棕绿色,具多数点状皮孔。木部黄色至棕黄色。质坚硬。气微,味极苦。符合《广东省中药材标准》与《海南省中药材标准》炮制后饮片的性状规定。

第六节　胆木的药用部位、生产年限与采收季节

药用部位从表 2-1 可见,乌檀首次载入本草是 1969 年广州部队《常用中草药手册》,以枝和树皮入药,其后在不同的著作中涉及的药用部位包括枝、树皮、茎、根。目前的应用部位以带皮的茎或枝为主。由于胆木原材料逐渐匮乏,为了更加合理的利用资源,实现可持续发展,不建议以根入药,茎与枝保留树皮较好。根据文献报道,乌檀叶含生物碱、黄酮等成分,与茎木既有相同,也有差异[40],药理活性与茎木入药的差异性还有待进一步研究,暂时不建议以叶入药。因此,建议以带树皮的木材入药,包括主干和枝。树皮

与枝中有效成分的含量如何,有待进一步研究。

作为"特色南药",目前以胆木为原料的中药制剂已大量生产并投入临床使用。日益增加的需求量与野生资源的稀少产生了严重的矛盾。近年来,胆木的引种栽培已获成功。

栽培胆木 5 年以上,可以砍伐采收。王德立等[41]分析了不同产地、不同株龄的栽培和野生胆木中异常春花苷内酰胺的含量差异,结果表明环境对胆木中异常春花苷内酰胺的积累有显著影响,4 年及以上年份中异常春花苷内酰胺的含量均超过 1,其中以 5 年生最高,综合考虑生物量和主要成分的含量,认为 5 年以上树龄均可采收,以 7 年综合效益最高。

1977 年版《中华人民共和国药典》、广东与海南省的地方药材标准均记载"全年可采"[10-12]。故建议胆木全年可采,以 5 年以上树龄的带树皮木材和枝干入药。

第七节 胆木的入药剂量考证

从表 2-1 可见,胆木的入药剂量在不同的文献中有所不同,最早收载胆木的广州部队《常用中草药手册》及引用该文献为主的各文献用量为 0.5 ~ 1.0 两。《现代中药材鉴别手册》剂量最低,为 6 ~ 10 g;1977 年版中国药典与《海南省中药材标准》剂量为 9 ~ 15 g;其余多为 15 ~ 30(31)g。

从"檀"类药材、乌檀、苦木与胆木的相关性等方面进行考证,发现胆木与乌檀在 1969 年前并未见本草记载。然而,因黎族 1957 年始有文字,故推测作为黎族民间传统用药的胆木药用历史悠久。从胆木的基原植物乌檀 1922 年首次发表的拉丁学名 *Sarcocephalus officinalis* Pierre ex Pitard 中种加词"*officinalis*"(药用的)可见,自定种伊始,已明确其药用地位。乌檀因树皮色深、木部细腻类似"檀"类树木而得名。其味苦如胆,多以茎木入药,故而药材得名"胆木"。虽与苦木在味、功效、主治、用药部位、产地方面均有一定的相似性,但两者仍有多处不同,不能混用。经过对世界乌檀属植物的分布与研究现状进行文献检索,发现同属其他植物在非洲、澳大利亚等地均有入药的习惯,主要成分多为生物碱,常用于抗炎、抗菌。胆木药材的加工与炮制规范、药用部位、生产年限、采收季节、入药剂量等方面的考证结果表明,胆木全年可采,建议以 5 年以上树龄的带树皮木材和枝干入药,药材经去杂质,切片,晒干,制成饮片使用。文献记载的入药剂量为 6 ~ 30(31)g 不等,具体的适宜剂量有待进一步研究。

参考文献

[1]《全国中草药汇编》编写组.全国中草药汇编:上册[M].北京:人民卫生出版社,1975:624.

[2]李时珍.本草纲目:第 3 册[M].北京:人民卫生出版社,1978:1944-1945.

[3]朱橚.救荒本草[M].上海:上海古籍出版社,2015:282-283.

[4]吴其濬.植物名实图考校释[M].北京:中国古籍出版社,2008:589.

[5]中国科学院中国植物志编委会.中国植物志[M].北京:科学出版社,1997-1999.

[6]陈焕镛.海南植物志.第 3 卷[M].北京:科学出版社,1976:287.

[7]广州部队后勤部.常用中草药手册[M].北京:人民卫生出版社,1969.

[8]江苏新医学院.中药大辞典[M].上海:上海科学技术出版社,1979:1439-1440.

[9]国家中医药管理局《中华本草》编委会.中华本草:第 6 册[M].上海:上海科学技术出版社,1999:456-457.

[10]中华人民共和国卫生部药典委员会.中华人民共和国药典:一部[S].北京:人民卫生出版社,1978:424.

[11]广东省食品药品监督管理局.广东省中药材标准:第 1 册[S].广州:广东科技出版社,2004:154-155.

[12]海南省食品药品监督管理局.海南省中药材标准[S].海口:南海出版公司,2011.

[13]江苏省植物研究所.新华本草纲要[M].上海:上海科学技术出版社,1988.

[14]郑宏钧,詹亚华.现代中药材鉴别手册[M].北京:中国医药科技出版社,2001.

[15]RIDSDALE C E. Ridsdale:A revision of the tribe Naucleeaes. s. (Rubiaceae)[J]. Blumea,1978,24(2):325-329.

[16]国家药典委员会.中华人民共和国药典:一部[S].北京:中国医药科技出版社,2015.

[17]HAUDECOEUR R,PEUCHMAUR M,PÉRÈS B,et al. Traditional uses,phytochemistry and pharmacological properties of African Nauclea species:A review[J]. Journal of Ethnophar macology,2018,212:106-136.

[18]LIU Y P,LIU Q L,ZHANG X L,et al. Bioactive monoterpeneindole alkaloids from Nauclea officinalis[J]. Bioorganic chemistry,2018,10:831-835.

[19]LIEW S Y,MUKHTA R MR,HADI A H A,et al. Naucline,a new indole alkaloid from the bark of Nauclea officinalis[J]. Molecules,2012,17(4):4028-4036.

[20]SUN J,LOU H,DAI S,et al. Indole alkoloids from Nauclea officinalis with weak antimalarial activity[J]. Phytochemistry,2008,69(6):1405-1410.

[21]姜燕,刘艳丽,吕恂琪,等.胆木及其制剂的研究现状[J].中国药师,2012,15(8):1196-1198.

[22] LI D Y, CHEN J Q, YE J Q, et al. Anti-inflammatory effect of the six compoundsisolated from Nauclea officinalis Pierre ex Pitard, and molecular mechanism of strictosamide via suppressing the NF-κB and MAPK signaling pathway in LPS-induced RAW 264.7 macrophages[J]. Journal of Ethnopharmacology, 2017, 196:66-74.

[23] NA L, LIANG C, YUE C, et al. In vivo anti-inflammatory and analgesic activities of strictosamide from Nauclea officinalis [J]. Pharmaceutical Biology, 2014, 52 (11): 1445-1450.

[24] BUM E N, TAIWE G S, MOTO F C O, et al. Anticonvulsant, anxiolytic, and sedative properties of the roots of Nauclea latifolia Smith in mice[J]. Epilepsy & Behavior E & B, 2009, 15(4):434-440.

[25] BENOIT-VICAL F, VALENTIN A, COURNAC V, et al. In vitro antiplasmodial activity of stem and root extracts of Nauclea latifolia S. M. (Rubiaceae) [J]. Journal of Ethnopharmacology, 1998, 61(3):173-178.

[26] ONYEYILI P A, NWOSU C O, AMIN J D, et al. Anthelmintic activity of crude aqueous extract of Nauclea latifolia stem bark against ovine nematodes[J]. Fitoterapia, 2001, 72 (1):12-21.

[27] DEENI Y Y, HUSSAIN H S N. Screening for antimicrobial activity and for alkaloids of Nauclea latifolia[J]. Journal of Ethnopharmacology, 1991, 35(1):91-96.

[28] GIDADO A, AMEH D A, ATAWODI S E. Effect of Nauclea latifolia leaves aqueous extracts on blood glucose levels of normal and alloxan-induced diabetic rats[J]. African Journal of Biotechnology, 2005, 4(1):91-93.

[29] LAMIDI M, OLLIVIER E, MAHIOU V, et al. Gluco-indole alkaloids from the bark of Nauclea diderrichii. 1H and13 C-NMR assignments of 3α-5α-tetrahydrodeoxycordifoline lactam and cadambine acid [J]. Magnetic Resonance in Chemistry, 2005, 43 (5): 427-429.

[30] MCLEAN S, MURRAY D G. The constituents of Nauclea diderrichii. Part Ⅱ. Isolation and classification of constituents; simple β-carboline and pyridine alkaloids[J]. Canadian Journal of Chemistry, 1972, 50(10):1478-1485.

[31] DI G C, LAMIDI M, DELMAS F, et al. Antileishmanial activity of quinovic acid glycosides and cadambine acid isolated from Nauclea diderrichii[J]. Planta Medica, 2006, 72(15): 1396-1402.

[32] ZHANG Z Z, ELSOHLY H N, JACOB M R, et al. New indole alkaloids from the bark of Nauclea orientalis[J]. Journal of Natural Products, 2001, 64(8):1001-1005.

[33] DEHARO E, GINSBURG H. Analysis of additivity and synergism in theanti-plasmodial

effect of purified compounds from plant extracts[J]. Malaria Journal,2011,10:S5.

[34] ERDELMEIER C A, REGENASS U, RALI T, et al. Indole alkaloids with in vitro antiproliferative activity from the ammoniacal extract of Nauclea orientalis[J]. Planta Medica,1992,58(1):43-48.

[35] DHOOGHE L, MESIA K, KOHTALA E, et al. Development and validation of an HPLC-method for the determination of alkaloids in the stem bark extract of Nauclea pobeguinii[J]. Talanta,2008,76(2):462-468.

[36] MESIA K, CIMANGA R K, DHOOGHE L, et al. Antimalarial activity and toxicity evaluation of a quantified Nauclea pobeguinii extract[J]. Journal of Ethnopharmacology,2010,131(1):10-16.

[37] MESIA K,TONA L,MAMPUNZA M M,et al. Antimalarial efficacy of a quantified extract of Nauclea pobeguinii stembark in human adult volunteers with diagnosed uncomplicated falciparum malaria. Part 1: A clinical phase ⅡA trial[J]. Planta Medica,2012,78(9): 853-860.

[38] MARIUS M,GONZAL T E,GILBERT A,et al. Analgesic,anti-in flammatory and anti-arthritic properties of aqueous andmethanolic stem bark extracts from Nauclea pobeguinii (Rubiacee)in rats[J]. Journal of Complementary and Integrative Medicine,2018,15 (4):140.

[39] JIOFACK T,FOKUNANG C,GUEDJE N,et al. Ethnobotanical uses of some plants of two ethnoecological regions of Cameroon[J]. African Journal of Pharmacy & Pharmacology,2009,2(13):664-684.

[40] 廉源沛,谢达温,原少伟,等.胆木叶和胆木的相似性研究[J].中国中药杂志,2015,40(22):4433-4441.

[41] 王德立,冯锦东,赖潜.栽培胆木的品质评价研究[J].海南师范大学学报(自然科学版),2016,29(3):268-273.

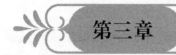

第三章 胆木栽培技术研究

胆木,学名为 *Nauclea officinalis*(Pierre ex pitard.)Merr. et Chun,别名为黄羊木、乌檀,属茜草科常绿小乔木树种,树高4~12 m,胸径可达20 cm,树干通直,树皮深褐色,小枝纤细而光滑;单叶对生,叶薄革质或纸质,椭圆形,长7~9 cm,宽3.5~5.0 cm,顶端渐尖略钝,基部楔形。果为小坚果合成一肉质、圆形球状体,表面粗糙,球状体成熟时变软、呈黄褐色。

胆木在海南岛主要分布于保亭、琼中、屯昌、乐东、白沙、陵水等市县,此外,在广东、广西、越南、柬埔寨等地也有生长。该树种适生于海拔300 m以下的热带半落叶季雨林中,比较耐荫,喜欢疏松、湿润、肥沃的立地条件,在红壤、砖红壤、赤红壤、沙地黄壤、红色石灰土上都能生长,生长适宜温度为20~25 ℃,能承受最低气温3 ℃与最高气温39 ℃,年降水量为1200~2300 mm的地区[1]。

胆木是海南省珍贵的南药树种之一[2-3],其树根、树枝、树干、树皮中都含有黄酮苷、酚类等化学物质,有消炎杀菌、消肿止痛、清热解毒等功效。近年来,各省、市制药厂都派人到海南省争相收购黄胆木的树枝、树干、树皮等原材料,但由于货源紧缺,导致供不应求。胆木枝叶生长繁茂,幼龄期生长迅速,5~7年便可砍伐,砍伐或收割枝条后,萌芽再生能力强且生长迅速,经济见效快,农民喜欢种植,是近年来海南省大力发展的南药树种之一[4-8]。

第一节 胆木实生苗培育技术

一、采种

胆木的果实成熟期不一致,即使是同一株母树上,其果实成熟也有先后之分。选择树龄7年生以上、株形优良、生长旺盛、结实良好、果实肥大、无病虫害胆木植株,采摘个大饱满,黄褐色的成熟果实。每年11月份到次年的1月份为黄胆木果实成熟期,采种者要注意观察,当圆球形果实的颜色由青色变成黄褐色、果肉变软时,果实成熟,此时可采摘或摇落果实后在地面拣果。

二、种子处理

果实采集回来后,先在阴凉处堆放几天,让其果实自然后熟,待果肉充分软化后,将果实放在有水的盆中用手捣烂,反复搓洗,使细小的种子掉入水中,然后用分样筛小心除去杂质,再用细眼筛（米粉筛）将水滤掉,阴干得种,种子千粒重约0.05 g,每公斤种子约有2000万粒。注意:种子不能日晒,只能阴干,而且胆木的种子特别细小,不耐贮藏,应随采随播为宜,如要留种待播,可将阴干的种子用玻璃瓶密封后低温贮藏。

三、播种床准备

选择向阳、背风的地方,采用苗床播种,播种前1周,先将土壤用药物(500倍的敌克松药液)或高温（火烧法)充分消毒后,根据种子量多少来确定苗床面积,一般情况下,苗床宽度为1 m,高度为15 cm,长度根据播种量而定。黄胆木种子特别细小,播种床土壤尽量要求疏松、细致。如果土壤黏度较大时应混入细沙处理从而增加播种床土壤的透水、透气性。另外,播种床面要平整、细致。

四、营养土配制和移苗床准备

营养土的配制方法很多,一般是用表土+火烧土+腐熟的农家肥+3%过磷酸钙一起混合后堆沤1周,再用3%福尔马林溶液浇透土壤消毒一次,消毒后用薄膜覆盖闷蒸5 d左右再装袋。对酸度较强的土壤,可加入少量的石灰来中和。培育胆木苗的营养袋规格一般是11 cm×17 cm。分床苗的移苗床整地要均匀、细致,床宽度一般为1 m,高度为15 cm,长度根据移苗量而定,一般为10 m。

五、播种催芽

胆木种子尽量是随采随播,鲜种不需要浸泡处理,但如果是阴干冷藏后的种子,播种前要用35 ℃的温水浸泡24 h,并除去上浮干瘪粒,下沉的种子晾干后再在苗床上撒播。为了播种均匀,播种时可将种子与细土混合撒播,播完后再用细眼筛来筛盖一层薄土,盖土厚度以没过种子1～2 mm为宜。另外,除了苗床播种外,也可用大胶盆装细土,播种后放在室内或阳台上管理,这样更有利于种子发芽。

六、播种后苗床管理

由于胆木种子细小,且播种后盖土较薄,所以应使用喷雾器淋水,每天都要根据苗床湿度来确定淋水量与淋水次数,一般是以经常保持苗床土壤湿润为宜。光照强时,使用遮光度为75%的遮光网遮荫;雨天要注意防雨,以防止水分过多而引起种子霉烂;胆木种子发芽适宜温度为 22～25 ℃,气温低于 15 ℃时,可设薄膜棚保温。平时要注意观察苗床,定期放药,防止种子被蚂蚁啃吃与感染病菌。

七、苗木管理

黄胆木播种后约 15 d 即可发芽出土,发芽率一般为 30%～40%。初出土的幼苗细小、娇嫩、抗性差,易产生日灼,应继续用遮光度为 75% 的遮光网遮荫,和使用喷雾器淋水。当苗木长出 2 对真叶后,可采用半遮荫的方式过渡炼苗,此时可用细嘴浇花桶淋水了,浇水的原则是:晴天时,每天早晚各浇水 1 次;阴天没雨时,1 d 浇水 1 次;下雨天不浇水且注意防雨。当幼苗长出 3～4 对真叶时应将幼苗分床移植,移植时的株行距为 20 cm×20 cm;也可以移入营养袋中继续培育,1 袋 1 株。幼苗移栽时,先浇水后再用竹签小心撬苗,不能直接用手拔苗,以免伤根或影响其他小苗。

(一)水、肥管理

胆木幼苗移植后,要继续用遮光网遮荫直到苗高 15 cm 时才撤网。平时要注意水、肥管理,浇水的原则是晴天早、晚各淋水 1 次,阴天淋水 1 d 1 次,雨天不淋水,雨大时要注意防雨。苗木移植后 20 d 就可以施肥,施肥的原则是勤施薄施,以复合肥为主,叶面肥为补充,施肥浓度以 0.3%～0.5% 为宜。一般是傍晚施肥,第 2 天清早用清水淋苗,以免造成肥害。

一般情况下 1 个月施水肥 2 次。另外,苗木水、肥管理期间也要注意除草、松土,发现缺苗的地方要及时补。

(二)幼苗期病虫害防治

胆木苗期病虫害较少,主要以预防为主。可定期(1 次/月)喷洒适量的波尔多液来预防病害发生。有时候,胆木苗期也发生炭疽病,危害嫩叶与嫩梢,发病时,可用 800 倍的炭疽灵药液或甲基托布津药液喷雾防治,每周 1 次,连续 3 次即可达到防治效果。胆木苗期虫害主要是蚜虫及卷叶虫危害嫩叶与嫩梢,导致苗木生长滞后,影响正常生长,可用 75% 的辛硫磷 2000 倍液喷洒防治,每周 1 次,连续 2 次即可达到防治效果。

八、苗木出圃

胆木营养袋苗高 30 cm,裸根苗高 40 cm,且具有 3 张以上完全叶时即可出圃种植。苗木出圃前要进行炼苗,炼苗期一般是 30 d。炼苗期间应全部拆除遮荫网,使苗木在全光照下生长;不再施肥且应逐渐减少水分供应;胆木苗期叶子较大,炼苗时可将苗木每片叶子剪去一半,以促进苗木充分木质化,提高苗木抗逆性;炼苗结束后,苗木可出圃。苗木出圃时要进行苗木分级,合格苗才能出圃,不合格苗继续留圃培育。营养袋苗在出圃前的半个月时就要原地移动袋苗,切断穿袋的根系。

苗木出圃时再适当剪去部分枝叶,以减少水分和养分的消耗。裸根苗起苗后,要及时剪去部分枝叶及过长的根系,然后再浆根、包装好后出圃,以提高造林成活率。

九、大田生产

(一)整地

园地为荒地时,应铲除地上植被,火烧炼地,翻耕深度≥40 cm。园地为水田时,应在作物收割后及时翻犁,曝晒土壤20～30 d,然后耙平。已种植过块根类作物的园地,每666.7 m² 撒150 kg石灰消毒灭菌。

(二)基肥

基肥使用充分腐熟的农家肥、有机肥、生物肥。肥料使用应符合NY/T 394的规定。

将农家肥或有机肥按每666.7 m² 撒施7～10 kg的量施入园地,表面覆盖3 cm细土。

(三)种植

雨水充足,气温稳定在15 ℃以上时,一年四季都可以栽种,最佳时间是3月中旬至4月下旬,选择晴天下午或阴天种植。株行距为200 cm×250 cm,每666.7 m² 种植120～140株;种植前将营养杯内的基质淋透水,在种植点上挖一个比营养杯稍大同深的定植穴,去掉营养杯,握住营养土将种苗放入定植穴,培土压紧,表面覆盖细土,淋透定根水。

(四)田间管理

定植后如遇持续高温干旱,应在傍晚灌溉,保持植株所需水分。如遇持续降雨,应及时排水,确保园地不积水。

种植后,第1～2年每季度每株每次穴施腐熟有机肥2～5 kg或复合肥10～50 g,第3～4年,可在每年雨季结束后,穴施腐熟有机肥3～10 kg或复合肥50～100 g。

种植第1～2年,视情况除草防止影响幼苗生长;第3～4年,在4～5月除草1次。

十、有害生物防治

有害生物种类:地老虎、老鼠、病原微生物、蚜虫及卷叶虫。

防治原则:以农业防治、生物防治为主,以化学防治为辅。化学防治时,所用药剂应符合GB/T 8321的规定。

防治方法:防治方法见表3-1。

表3-1　胆木有害生物防治方法

有害生物	农业防治	生物防治	化学防治
叶枯病	加强田间管理,注意通风透光	——	发病时用30%甲霜恶霉灵600倍液喷雾
地老虎	——	可用绿僵菌、或白僵菌、或核型多角体病毒、或质型多角体病毒、或苏云金芽孢杆菌防治	10%溴氰虫酰胺、20%氰戊菊酯乳油1500倍液等进行地表喷雾
鼠害	清除育苗棚杂草杂物,堵塞老鼠洞,灌水灭鼠,诱杀	可以养猫捕捉老鼠	0.5%溴敌隆与诱饵拌匀,每666.7 m² 撒150~200 g
蚜虫及卷叶虫	——	——	可用75%辛硫磷2000倍液喷洒防治,每7 d喷洒1次,连续2次,效果较好

十一、采收与加工

采收:胆木栽培5年以上,全年均可采。

加工:茎干截成段,再劈成片状或块状,阴干,防止霉变,其理化指标符合表3-2要求。

表3-2　胆木茎干理化指标

项目	要求
感官	黄色或棕黄色,质地坚硬,味苦
水分	≤10.0%
总灰分	≤1.0%
浸出物	≥4.0%

十二、包装、运输、贮藏

包装:包装规格按传统习惯或按客户要求执行,包装物应洁净、干燥、无污染,符合国家有关卫生要求。每件包装物帖上标签,标签上标注采挖地点、时间、品名、规格、生产单位等。

运输:胆木运输时,不得与农药、化肥等其他有毒有害的物质或易串味的物质混装。运载容器应具有较好的通气性,以保持干燥,遇阴雨天气应严密防雨防潮。

贮藏:建立胆木专用仓库。仓库具有防潮、排风设备及灭蝇蚊鼠辅助设备。仓库地面无缝隙,易清洁。仓库温度应控制在 10 ~ 35 ℃ 的范围之内;相对湿度应控制在 40% ~70% 。

保质期:在符合上述规定的贮运条件、包装完整、未经启封的情况下,本产品保质期为三年。

十三、建立生产档案

原始记录:记录种子或种苗的来源,播种时间、数量及面积,移栽时间,农艺措施;肥料种类、施用时间、施用量、施用方法;有害生物防治方法,农药种类、施用量、施用时间和方法;每天的气象状况,包括晴天、雨天、霜冻、风力。

档案保存:所有原始记录、生产计划及执行情况、合同及协议书等均应存档,至少保存至采收后 1 年。档案资料应有专人保管。

第二节　胆木扦插育苗技术

一、采穗圃建设

(一)圃地选择

选择土壤肥沃、pH 5.5 ~7.5,排灌条件良好、交通方便的地区建立采穗圃。

(二)母树选择

选择树龄 7 ~10 年,生长健壮、无病虫害的植株作为采穗母树。

(三)母株管理

株行距 2 m×3 m,树高控制在 3 m 内,通过修剪,保持树势平衡。加强水肥管理,适时灌溉,增施有机肥。

二、扦插圃建设

(一)圃地规划

规划必要的工作道,必要的排灌系统及育苗系统。

(二)整地

采用作床育苗方式,划分苗床和步道,苗床宽 1.2 m,长度可依地形而定,步道宽 40 cm。

（三）荫棚建设

1. 荫棚支架

以钢管做支架，高度 3 m；支柱间距：纵向 4～6 m，横向 3～5 m；长度和宽度因地形、地势而定。顶部盖 75% 可伸缩遮阳网，内部配备固定苗床。

2. 排灌设施

配备水肥一体化系统。

3. 小拱棚建设

采用条形竹片或其他材料在苗床上搭建小拱棚，距床面高 45 cm，每隔 80 cm 成弓状插一条竹片，然后上面罩 0.5～0.8 mm 的白色塑料薄膜，再加盖 50% 可活动遮阳网。

三、扦插苗繁育

（一）扦插前准备

1. 扦插基质准备和处理

先用红壤土、河沙和椰糠按比例 2∶2∶1 混合搅拌均匀后作为扦插基质，扦插前 1 周用 0.5% 高锰酸钾溶液或 1% 福尔马林药液对基质进行消毒，晒干后装入宽×高为 10 cm×15 cm 的塑料营养杯整齐摆放在苗床上备用。扦插前 1～2 d，将基质淋透水。

2. 插条采集

采穗母树树龄在 5 年生以下。采集树冠中、上部一年生，发育健壮、无病虫害枝梢作插穗。穗条采集在早上、傍晚或阴雨天进行，应及时处理。

3. 插条处理

插穗剪成 15～20 cm 长，具有 2～3 对叶（节），留顶芽，下端切口距最近芽 0.5 cm 处斜剪。并剪去下半段的叶片，保留 1～2 对叶。扦插前将插条浸泡在 600～800 倍的多菌灵溶液进行消毒 10 min，然后基部在生根粉 ABT1 号溶液中浸泡（生根粉用时按说明书规定的比例及时间使用），及时进行扦插。

（二）扦插

1. 扦插方法

采用竹签或木棒引洞，插条深入基质 5～7 cm，插后将插条周围的基质稍加压实，浇透水。

2. 苗床管理

根据天气温湿度变化，在扦插后 20 d 内，每天视情况雾状喷水以叶面及营养袋内的营养土湿润为宜，拱棚内日均温度保持在 28～34 ℃，相对湿度保持在 85% 以上，保持拱棚内 85% 的遮荫度；30 d 后根据情况逐步揭去拱棚塑料薄膜，50 d 后根据情况逐步揭去拱棚遮阳网，保持大棚内 75% 的遮荫度；90 d 后逐步打开荫棚顶部遮荫网，让种苗直接晾晒培育,直到出圃移栽。

3. 消毒

扦插一个月内每 10 d 交替喷施 500 倍的 75% 百菌清可湿性粉剂或 500 倍的 50% 多菌灵可湿性粉剂进行消毒。

4. 除草

拔除营养杯内杂草,拔草时应避免带出胆木苗。

5. 施肥

幼苗期施肥原则是少量多次,扦插 30 d 后,每 20 d 以 5% 的有机肥或 0.2% 的复合肥溶液淋施 1 次,傍晚进行,施肥后及时用清水冲洗幼苗叶面。

四、炼苗

出圃前 20 d,早晚撤掉遮阳网、中午盖上遮阳网,出圃前一周撤掉遮阳网。出圃前 15 d,移动营养杯进行重新排列或截断伸出容器外的根系,出圃时喷洒杀菌剂,以防苗木带病下地。

五、大田生产

(一)整地

园地为荒地时,应铲除地上植被,火烧炼地,翻耕深度 ≥40 cm。园地为水田时,应在作物收割后及时翻犁,曝晒土壤 20~30 d,然后耙平。已种植过块根类作物的园地,每 666.7 m² 撒 150 kg 石灰消毒灭菌。

(二)基肥

基肥使用充分腐熟的农家肥、有机肥、生物肥。肥料使用应符合 NY/T 394 的规定。

将农家肥或有机肥按每 666.7 m² 撒施 7~10 kg 的量施入园地,表面覆盖 3 cm 细土。

(三)种植

雨水充足,气温稳定在 15 ℃ 以上时,一年四季都可以栽种,最佳时间是 3 月中旬至 4 月下旬,选择晴天下午或阴天种植。株行距为 200 cm×250 cm,每 666.7 m² 种植 120~140 株;种植前将营养杯内的基质淋透水,在种植点上挖一个比营养杯稍大同深的定植穴,去掉营养杯,握住营养土将种苗放入定植穴,培土压紧,表面覆盖细土,淋透定根水。

(四)田间管理

定植后如遇持续高温干旱,应在傍晚灌溉,保持植株所需水分。如遇持续降雨,应及时排水,确保园地不积水。

种植后,第 1~2 年每季度每株每次穴施腐熟有机肥 2~5 kg 或复合肥 10~50 g,第 3~4 年,可在每年雨季结束后,穴施腐熟有机肥 3~10 kg 或复合肥 50~100 g。

种植第 1~2 年,视情况除草防止影响幼苗生长;第 3~4 年,在 4~5 月除草 1 次。

六、有害生物防治

有害生物种类:地老虎、老鼠、病原微生物、蚜虫及卷叶虫。

防治原则:以农业防治、生物防治为主,以化学防治为辅。化学防治时,所用药剂应符合 GB/T 8321 的规定。

防治方法:防治方法见表 3-1。

七、采收与加工

采收:胆木栽培 5 年以上,全年均可采。

加工:茎干截成段,再劈成片状或块状,阴干,防止霉变,其理化指标符合表 3-2 要求。

八、包装、运输、贮藏

包装:包装规格按传统习惯或按客户要求执行,包装物应洁净、干燥、无污染,符合国家有关卫生要求。每件包装物帖上标签,标签上标注采挖地点、时间、品名、规格、生产单位等。

运输:胆木运输时,不得与农药、化肥等其他有毒有害的物质或易串味的物质混装。运载容器应具有较好的通气性,以保持干燥,遇阴雨天气应严密防雨防潮。

贮藏:建立胆木专用仓库。仓库具有防潮、排风设备及灭蝇蚊鼠辅助设备。仓库地面无缝隙,易清洁。仓库温度应控制在 10~35 ℃ 的范围之内;相对湿度应控制在 40%~70%。

保质期:在符合上述规定的贮运条件、包装完整、未经启封的情况下,本产品保质期为三年。

九、建立生产档案

原始记录:记录种子或种苗的来源,播种时间、数量及面积,移栽时间,农艺措施;肥料种类、施用时间、施用量、施用方法;有害生物防治方法,农药种类、施用量、施用时间和方法;每天的气象状况,包括晴天,雨天,霜冻,风力。

档案保存:所有原始记录、生产计划及执行情况、合同及协议书等均应存档,至少保存至采收后 1 年。档案资料应有专人保管。

第三节　胆木规范化种植技术

参照中国医学科学院药用植物研究所海南分所起草,2016 年 11 月 29 日实施的海南省地方标准《胆木生产技术规程》DB46/T 392—2016[9]。

一、范围

本标准规定了胆木[*Nauclea officinalis*(Pierre ex Pitard)Merr.]在种植过程中的园区选择、选种、垦地与定植、田间管理、主要病虫害防治、采收等技术要求。

本标准适用于胆木的生产。

二、规范性引用文件

下列文件对于本文件的应用是必不可少的。凡是注日期的引用文件,仅所注日期的版本适用于本文件。凡是不注日期的引用文件,其最新版本(包括所有的修改单)适用于本文件。

(1)GB 3095 环境空气质量标准。

(2)GB 3838 地表水环境质量标准。

(3)GB 4285 农药安全使用标准。

(4)GB 5084 农田灌溉水质标准。

(5)GB 15618 土壤环境质量标准。

(6)GB/T 8321(所有部分)农药合理使用准则。

三、园区选择

(一)环境质量要求

环境空气质量要求达到 GB 3095 的二级标准要求,土壤环境质量要求达到 GB 15618 的二级标准要求,水环境质量要求达到 GB 3838、GB 5084 的Ⅲ类水质标准要求。

(二)立地条件

选择在海拔 200～800 m,坡度小于 25°的热带半落叶季雨林,耐荫、疏松、湿润、肥沃的立地条件,pH 值 5.5～7.5,平均温度为 20～30 ℃,能承受最低气温 3 ℃与最高气温 39 ℃,年降水量为 1200～2300 mm 的地区。

(三)园区规划

根据种植园面积及地形规划出防护林带,排灌渠道,管理步道及种植小区,配备水肥一体化设施。

四、选种

选择茜草科植物胆木 *Nauclea officinalis*(Pierre ex Pitard)Merr. 。

五、垦地与定植

(一)整地

平地建胆木园时,将地面树木、杂草砍除,采取全垦。在大于15°山地、丘陵地区种植胆木,要依地形地势修筑等高梯田,视坡度大小开挖宽面或窄面梯田,然后在梯田上平整土地。

(二)挖穴

植穴规格为长×宽×高为50 cm×50 cm×50 cm,挖出来的土充分暴晒7 d以上。

(三)基肥

施充分腐熟的有机肥7~10 kg,过磷酸钙0.3~0.5 kg,并与穴土混均,随后埋入表土待植。

(四)定植

1. 定植时间

春季或雨季定植,有灌溉条件的地区可随时定植。定植时间选阴天或雨过晴天下午进行。

2. 定植密度

胆木定植密度的株行距为2.5 m×3.0 m,每公顷种植1000~1320株。

3. 定植方法

去掉营养杯,每穴栽入一株,把苗放在植穴正中,根要舒展,分层压紧土壤,盖土高于地面,浇透定植水,盖草保湿,以后酌情淋水,直到幼苗成活为止。

六、田间管理

(一)除草

在幼龄期1~3年内视情况除草防止影响幼苗生长,3~4年内每年除草2~3次,第5年以后,每年除草1~2次。将清除的杂草铺盖根际周围。

(二)施肥

采用多次少施原则,种植1年内以施水肥为主,用有机肥或0.2%复合肥水溶液每季度1~2次。种植的2~5年,每季度每株每次穴施腐熟有机肥2~5 kg或生物菌肥100~150 g。5年后,可在每年雨季结束前,穴施有机肥7.5~10.0 kg或生物菌肥0.5~1.0 kg

混合高氮三元复合肥 150～200 g。

(三)间作

种植胆木后可间种高杆速生农作物如玉米等,为胆木幼苗遮荫。

(四)排灌水

在胆木定植缓苗期、幼龄生长期及旱季,要及时淋水或喷灌,保持土壤湿润和植株所需的水分。在雨季来临前要检查排水系统,修补环山排水沟,及时排除积水。

七、主要病虫害防治

根据病虫害发生规律,采用综合防治技术,以农业防治为主,辅以生物、物理、机械防治,尽量减少化学农药防治次数,优先使用生物农药,化学农药宜选用高效低毒低残留的农药种类,遵循最低有效剂量原则。病虫害防治应符合 GB 4285、GB/T 8321(所有部分)农药合理使用准则要求。具体胆木常见病虫害防治方法见下表 3-3。

表 3-3　胆木病虫害防治

种类	病虫害名称	危害症状	防治措施
病害	褐斑病	危害植株叶片,初面出现黄褐色病斑,后不断扩大,出现小黑点,最后叶片全黄至危蔫脱落	发现病叶,立即摘除,集中烧毁;发病初期喷洒 1∶100 波尔多液,每 7～10 d 一次,连喷 2～3 次即可
虫害	卷叶虫	危害嫩稍和嫩叶,缀叶成卷叶或叠叶	摘除有虫的叶片并烧毁;在幼虫卷叶筑巢前用 90% 敌百虫 1000 倍液喷杀

八、采收与加工

采收:胆木栽培 5 年以上,全年均可采。

加工:茎干截成段,再劈成片状或块状,阴干,防止霉变,其理化指标符合表 3-2要求。

九、包装、运输、贮藏、保质期

包装:包装规格按传统习惯或按客户要求执行,包装物应洁净、干燥、无污染,符合国家有关卫生要求。每件包装物帖上标签,标签上标注采挖地点、时间、品名、规格、生产单位等。

运输:胆木运输时,不得与农药、化肥等其他有毒有害的物质或易串味的物质混装。运载容器应具有较好的通气性,以保持干燥,遇阴雨天气应严密防雨防潮。

贮藏:建立胆木专用仓库。仓库具有防潮、排风设备及灭蝇蚊鼠辅助设备。仓库地面无缝隙,易清洁。仓库温度应控制在 10 ~ 35 ℃ 的范围之内;相对湿度应控制在40% ~ 70% 。

保质期:在符合上述规定的贮运条件、包装完整、未经启封的情况下,本产品保质期为三年。

十、建立生产档案

原始记录:记录种子或种苗的来源,播种时间、数量及面积,移栽时间,农艺措施;肥料种类、施用时间、施用量、施用方法;有害生物防治方法,农药种类、施用量、施用时间和方法;每天的气象状况,包括晴天、雨天、霜冻、风力。

档案保存:所有原始记录、生产计划及执行情况、合同及协议书等均应存档,至少保存至采收后 1 年。档案资料应有专人保管。

第四节　胆木 GAP 种植的环境评价

胆木为速生高产木本药用植物,其野生林及自然群落主要分布于热带地区,生长在海拔 200 ~ 1300 m 山顶或半山腰潮湿隐蔽地带,在我国海南、广东、广西的深山中均有野生分布。胆木人工种植主要是在海南,又以琼中、儋州、琼海、五指山等市县多见。

为了保证胆木种植基地的产品质量,根据中药材生产质量管理规范(GAP)实施指南中基地选择相关原则要求,我们对海南省琼中、琼海和儋州的环境质量进行了综合评价,以此为胆木 GAP 基地建设提供科学依据[10-11]。

一、材料和方法

在海南省胆木主要种植区及野生区域选择有代表性的琼中县新市农场(简称琼中)、琼海市东红农场(简称琼海)、儋州市兰洋镇番加地区(儋州)3 个点进行监测,采样方法按国家规定标准(《土壤环境质量标准》(GB 15618—1995)表 1 中 2 级标准、《环境空气质量标准》(GB 3095—2012)中二级标准、《地表水环境质量标准》(GB 3838—2002)表 1中 V 类标准)进行分析。

(一)土壤环境质量监测

采样和监测根据国家分布的《环境监测分析方法》规定执行,采用东西南北中 5 个点进行采样,分析项目按《土壤环境质量标准》(GB 15618—1995)表 1 中 2 级标准执行,共8 项,见表3-4。

表3-4　分析项目、方法、限值

分析项目	检测方法	方法来源	测试仪器	最低检出限
pH	土壤 pH 值的测定	NY/1377-007	FE20 酸度计	——
铅	KI-MIBK 萃取火焰原子吸收分光光度法	GB/T 17140—1997	GGX-800 原子吸收分光光度计	0.2 mg/kg
汞	微波消解/原子荧光法	HJ 680—2013	AFS-2202E 双道原子荧光光度计	0.002 mg/kg
砷	微波消解/原子荧光法	HJ680—2013	AFS-2202E 双道原子荧光光度计	0.01 mg/kg
镉	KI 萃取火焰原子吸收分光光度法	GB/T 17140—1997	GGX-800 原子吸收分光光度计	0.05 mg/kg
有机质	土壤有机质测定法	GB 9834—88	酸式滴定管	——
六六六	土壤质量六六六和滴滴涕的测定气相色谱法	GB/T 14550—2003	GC9790II 气相色谱仪	0.49×10^{-4} mg/kg
滴滴涕	土壤质量六六六和滴滴涕的测定气相色谱法	GB/T 14550—2003	GC9790II 气相色谱仪	1.90×10^{-3} mg/kg

(二)环境空气质量监测

采样和监测根据国家分布的《环境监测分析方法》规定执行,采样频为每天 4 次,频次为每天 8:00、11:00、15:00、18:00 4 个时段,每个时间段采样 60 min,连续采样 3 d。分析项目按《环境空气质量标准》(GB 3095—2012)中二级标准执行,共 4 项,见表 3-5。

表3-5　分析项目、方法、限值

分析项目	检测方法	方法来源	测试仪器	最低检出限
二氧化硫	甲醛吸收—副玫瑰苯胺分光光度法	HJ 482—2009(含修改单)	722N 分光光度计	0.007 mg/m³
二氧化氮	盐酸萘乙二胺分光光度法	HJ 479—2009(含修改单)	722N 分光光度计	0.005 mg/m³
氟化物	滤膜采样氟离子选择电极法	HJ 955—2018	PXSJ-226 离子计	0.06 μg/m³

续表 3-5

分析项目	检测方法	方法来源	测试仪器	最低检出限
总悬浮颗粒物	环境空气总悬浮物颗粒物的测定重量法	GB/T 15432—1995（含修改单）	ME204 电子天平	$0.001~mg/m^3$

（三）地表水质量监测

采样和监测根据国家分布的《环境监测分析方法》规定执行,水样采集后自然沉降30 min,取上层非沉降部分按规定方法进行分析。分析项目按《地表水环境质量标准》（GB 3838—2002）表1中 V 类标准执行,共4项,见表3-6。

表3-6　分析项目、方法、限值

分析项目	检测方法	方法来源	测试仪器	最低检出限
pH	玻璃电极法	GB 6920—1986	FE20 酸度计	——
总铅	原子吸收分光光度法	GB 7475—1987	GGX-800 原子吸收分光光度计	0.2 mg/L
总镉	原子吸收分光光度法	GB 7475—1987	GGX-800 原子吸收分光光度计	0.05 mg/L
总汞	原子荧光法	HJ 694—2014	AFS-2202E 双道原子荧光光度计	0.04 μg/L
总砷	原子荧光法	HJ 694—2014	AFS-2202E 双道原子荧光光度计	0.3 μg/L
总铜	原子吸收分光光度法	GB 7475—1987	GGX-800 原子吸收分光光度计	0.05 mg/L
悬浮物	重量法	GB 11901—1989	ME204 电子天平	4 mg/L
氯化物	硝酸银滴定法	GB 11896—1989	酸式滴定管	2 mg/L
六价铬	二苯碳酰二肼分光光度法	GB 7467—1987	722N 分光光度计	0.004 mg/L
氟化物	离子选择电极法	GB 7484—1987	PXSJ-226 离子计	0.05 mg/L
总氰化物	异烟酸-吡唑啉酮分光光度法	HJ 484—2009	722N 分光光度计	0.004 mg/L

二、结果分析

（一）土壤检测结果

表3-7 土壤检测结果

样品名称和编号		分析项目	单位	检测结果	标准限值
琼中区域	1# （E109°58′40.48″ N19°3′41.90″）	pH 值	——	5.62	——
		铅	mg/kg	121.2	250
		汞	mg/kg	0.037	0.30
		砷	mg/kg	未检出	40
		镉	mg/kg	未检出	0.30
		有机质	mg/kg	0.19	——
		六六六	mg/kg	未检出	0.50
		滴滴涕	mg/kg	未检出	0.50
	2# （E109°58′40.54″ N19°3′41.91″）	pH 值	——	5.07	——
		铅	mg/kg	97.5	250
		汞	mg/kg	0.019	0.30
		砷	mg/kg	未检出	40
		镉	mg/kg	未检出	0.30
		有机质	mg/kg	0.22	——
		六六六	mg/kg	未检出	0.50
		滴滴涕	mg/kg	未检出	0.50
	3# （E109°58′40.66″ N19°3′41.88″）	pH 值	——	5.02	——
		铅	mg/kg	119.0	250
		汞	mg/kg	0.018	0.30
		砷	mg/kg	未检出	40
		镉	mg/kg	未检出	0.30
		有机质	mg/kg	0.23	——
		六六六	mg/kg	未检出	0.50
		滴滴涕	mg/kg	未检出	0.50
	4# （E109°58′40.54″ N19°3′43.62″）	pH 值	——	5.34	——
		铅	mg/kg	111.4	250
		汞	mg/kg	0.003	0.30
		砷	mg/kg	未检出	40
		镉	mg/kg	未检出	0.30
		有机质	mg/kg	0.29	——
		六六六	mg/kg	未检出	0.50
		滴滴涕	mg/kg	未检出	0.50
	5# （E109°58′34.50″ N19°3′45.01″）	pH 值	——	5.47	——
		铅	mg/kg	88.6	250
		汞	mg/kg	0.098	0.30
		砷	mg/kg	未检出	40
		镉	mg/kg	未检出	0.30
		有机质	mg/kg	0.17	——
		六六六	mg/kg	未检出	0.50
		滴滴涕	mg/kg	未检出	0.50

续表 3-7

样品名称和编号		分析项目	单位	检测结果	标准限值
琼海区域	1# （E110°24′19.95″ N19°22′53.03″）	pH 值	——	6.71	——
		铅	mg/kg	3.3	250
		汞	mg/kg	未检出	0.30
		砷	mg/kg	未检出	40
		镉	mg/kg	0.15	0.30
		有机质	mg/kg	0.32	——
		六六六	mg/kg	未检出	0.50
		滴滴涕	mg/kg	未检出	0.50
	2# （E110°24′19.26″ N19°22′53.64″）	pH 值	——	6.41	——
		铅	mg/kg	未检出	250
		汞	mg/kg	未检出	0.30
		砷	mg/kg	未检出	40
		镉	mg/kg	0.39	0.30
		有机质	mg/kg	0.25	——
		六六六	mg/kg	未检出	0.50
		滴滴涕	mg/kg	未检出	0.50
	3# （E110°24′18.89″ N19°22′54.58″）	pH 值	——	6.49	——
		铅	mg/kg	未检出	250
		汞	mg/kg	未检出	0.30
		砷	mg/kg	未检出	40
		镉	mg/kg	未检出	0.30
		有机质	mg/kg	0.13	——
		六六六	mg/kg	未检出	0.50
		滴滴涕	mg/kg	未检出	0.50
	4# （E110°24′18.26″ N19°22′54.89″）	pH 值	——	6.45	——
		铅	mg/kg	3.5	250
		汞	mg/kg	未检出	0.30
		砷	mg/kg	未检出	40
		镉	mg/kg	0.33	0.30
		有机质	mg/kg	0.21	——
		六六六	mg/kg	未检出	0.50
		滴滴涕	mg/kg	未检出	0.50
	5# （E110°24′17.07″ N19°22′55.40″）	pH 值	——	6.59	——
		铅	mg/kg	未检出	250
		汞	mg/kg	未检出	0.30
		砷	mg/kg	未检出	40
		镉	mg/kg	未检出	0.30
		有机质	mg/kg	0.30	——
		六六六	mg/kg	未检出	0.50
		滴滴涕	mg/kg	未检出	0.50

续表 3-7

样品名称和编号		分析项目	单位	检测结果	标准限值
儋州区域	1# （E109°45′41.09″ N19°19′26.12″）	pH 值	——	4.75	——
		铅	mg/kg	4.9	250
		汞	mg/kg	未检出	0.30
		砷	mg/kg	未检出	40
		镉	mg/kg	0.05	0.30
		有机质	mg/kg	2.04	——
		六六六	mg/kg	未检出	0.50
		滴滴涕	mg/kg	未检出	0.50
	2# （E109°45′43.21″ N19°19′26.33″）	pH 值	——	4.69	——
		铅	mg/kg	未检出	250
		汞	mg/kg	未检出	0.30
		砷	mg/kg	未检出	40
		镉	mg/kg	0.31	0.30
		有机质	mg/kg	2.08	——
		六六六	mg/kg	未检出	0.50
		滴滴涕	mg/kg	未检出	0.50
	3# （E109°45′41.32″ N19°19′27.29″）	pH 值	——	4.82	——
		铅	mg/kg	未检出	250
		汞	mg/kg	未检出	0.30
		砷	mg/kg	未检出	40
		镉	mg/kg	未检出	0.30
		有机质	mg/kg	2.26	——
		六六六	mg/kg	未检出	0.50
		滴滴涕	mg/kg	未检出	0.50
	4# （E109°45′42.75″ N19°19′24.85″）	pH 值	——	4.90	——
		铅	mg/kg	未检出	250
		汞	mg/kg	未检出	0.30
		砷	mg/kg	未检出	40
		镉	mg/kg	0.23	0.30
		有机质	mg/kg	2.05	——
		六六六	mg/kg	未检出	0.50
		滴滴涕	mg/kg	未检出	0.50
	5# （E109°45′42.08″ N19°19′26.56″）	pH 值	——	4.60	——
		铅	mg/kg	2.7	250
		汞	mg/kg	未检出	0.30
		砷	mg/kg	未检出	40
		镉	mg/kg	0.46	0.30
		有机质	mg/kg	2.20	——
		六六六	mg/kg	未检出	0.50
		滴滴涕	mg/kg	未检出	0.50

备注：按《土壤环境质量标准》（GB 15618—1995）表 1 中 2 级标准限值评价。

胆木种植主要区域琼中、琼海、儋州三地的土壤检测结果显示(表3-7):琼中的检测指标结果均低于《土壤环境质量标准》(GB 15618—1995)表1中2级标准限值,而琼海及儋州的检测指标中镉均有两个点的结果超出《土壤环境质量标准》(GB 15618—1995)表1中2级标准限值。

(二)环境空气检测结果(表3-8)

表3-8　空气检测结果

采样点位	采样时间	风向	风速/ (m/s)	二氧化硫/ (mg/m³)	二氧化氮/ (mg/m³)	氟化物/ (μg/m³)	总悬浮颗粒物
H1 琼中区域	11月19日	东南	1.9	0.007L	0.005L	0.06L	0.058
	11月20日	东南	1.8	0.007L	0.005L	0.06L	0.061
	11月21日	东南	2.1	0.007L	0.005L	0.06L	0.059
H2 琼海区域	11月19日	东南	2.1	0.007L	0.005L	0.06L	0.063
	11月20日	东南	1.9	0.007L	0.005L	0.06L	0.068
	11月21日	东南	2.0	0.007L	0.005L	0.06L	0.065
H3 儋州区域	11月19日	东南	1.7	0.007L	0.005L	0.06L	0.070
	11月20日	东南	1.8	0.007L	0.005L	0.06L	0.070
	11月21日	东南	2.0	0.007L	0.005L	0.06L	0.067
标准限值	——		——	0.150	0.080	7	0.300

备注:按《环境空气质量标准》(GB 3095—2012)中二级标准限值进行评价。

　　胆木种植主要区域琼中、琼海、儋州三地的空气检测结果显示:琼中、琼海和儋州的检测指标结果均没有超出《环境空气质量标准》(GB 3095—2012)中二级标准限值,而且琼中胆木种植区域的总悬浮颗粒物相对最低。

(三)地表水检测结果(表3-9)

表3-9　地表水检测结果

单位：mg/L（pH值和标明的除外）

分析项目 样品点位	采样时间	pH值	总铅	总镉	总汞	总砷	总铜	悬浮物	氯化物	六价铬	氟化物	总氰化物
琼中区域地表水	11月24日	7.21	0.2 L	0.05 L	0.00004 L	0.0003 L	0.05 L	6	36	0.004 L	0.15	0.004 L
琼海区域地表水	11月24日	7.12	0.2 L	0.05 L	0.00004 L	0.0003 L	0.05 L	9	33	0.004 L	0.26	0.004 L
儋州区域地表水	11月24日	7.01	0.2 L	0.05 L	0.00004 L	0.0003 L	0.05 L	5	30	0.004 L	0.22	0.004 L
标准限值	—	6~9	0.1	0.01	0.001	0.1	1.0	—	—	0.1	1.5	0.2

备注：1.按《地表水环境质量标准》（GB3838—2002）表1中Ⅴ类标准进行评价；2.标"L"的结果表示该项目未检出（L前面的数值为检出限）。

胆木种植主要区域琼中、琼海、儋州三地的地表水检测结果显示：琼中、琼海和儋州的检测指标结果均没有超出《地表水环境质量标准》(GB3838—2002)表1中V类标准限值，但琼中胆木种植区域的氟化物相对最低。

　　琼中胆木种植区域环境质量优于琼海、儋州两地的，因此，最终选择琼中胆木种植区域为胆木规范化种植基地，并按国家《中药材生产管理规范》(GAP)标准进行管理种植及进行各方面的研究。

　　随着胆木药材的需求越来越多，建立胆木规范化种植基地非常有必要的，可以促使我们对胆木的种植进行了深入的研究，制定《胆木生产技术规范》和《胆木规范化种植规程》等，加快胆木行业的发展。

　　环境质量是我们建立基地优先考虑的措施之一。生产实践表明，只要格按照规范进行生产管理，把好环境质量关，胆木药材的各项指标均能达到(GAP)标准要求。

参考文献

[1]林书进,曾祥全,黄世兴.胆木种子育苗技术[J].热带林业,2006(2):43-44.

[2]谭业华,陈珍,顾种宜.海南中北区中药资源及南药生产发展策略[J].江西农业学报,2006,18(5):223-226.

[3]郑希龙,陈红锋,李榕涛,等.海南润方言黎族药用民族植物学研究[J].云南植物研究,2008,30(2):195-210.

[4]张志远,林秋梅,赖潜,等.海南黎药胆木引种栽培技术研究[J].山西中医学院学报,2010,11(5):69-71.

[5]杨新全,何明军.胆木种苗质量标准研究[J].中国农业信息,2015(3):14.

[6]王和飞,梁柳,刘进平.爱多收和赤霉素对胆木种子萌发的影响[J].中国农学通报,2011,27(6):12-16.

[7]王和飞,张燕,林应邀,等.胆木组织培养与快速繁殖技术研究[J].热带作物学报,2011,32(10):1878-1882.

[8]王和飞,陈道运,王雪.胆木硬枝扦插育苗研究[J].天津农业科学,2011,17(4):57-60.

[9]何明军,杨新全,冯锦东,等.海南胆木生产标准操作规程[J].广东农业科学,2012,39(4):32-34.

[10]王德立,冯锦东,赖潜.栽培胆木的品质评价研究[J].海南师范大学学报(自然科学版),2016,29(3):268-273.

[11]柯泽涛,李锦云,张鹏,等.胆木GAP种植的环境评价[J].湖北农业科学,2020,59(11):43-46.

第四章　胆木及其制剂的质量控制研究

第一节　胆木药材质量标准研究

一、来源

胆木为海南民间常用中草药,别名为乌檀、山熊胆、熊胆树。广州部队编《常用中草药手册》记载具有清热解毒、消肿止痛之功效[1];《全国中草药汇编》[2]记载胆木为茜草科乌檀属植物乌檀 *Nauclea officinalis*(Pierre ex Pitard)Merr. 的枝、干及皮,具有清热解毒、消肿止痛、抗菌作用;《中华人民共和国药典》中仅收录于1977年版《中华人民共和国药典》[3],胆木为乌檀的干燥茎干及根,具有清热解毒作用,治疗感冒发热,咽喉肿痛,外耳道疖肿,急性结膜炎,皮肤疖肿等疾病;《海南省中药材标准》(第一册)记载[4],胆木为乌檀的干燥茎干及根,去皮,具有清热解毒、消肿止痛之功效,治疗感冒发热、咽喉肿痛、外耳道疖肿、急性结膜炎、皮肤疖肿、急性黄疸、胃痛等疾病。

二、采收加工

全年可采,以5年以上树龄的带树皮木材入药。

三、性状

以色可鲜黄、块片大小均匀、味苦者为佳。

胆木药材样品共10批,同批样品分为带皮和不带皮两份,分别采自海南琼中黎族苗族自治县、五指山市、儋州市、白沙黎族自治县等地,详细信息见图4-1,表4-1。

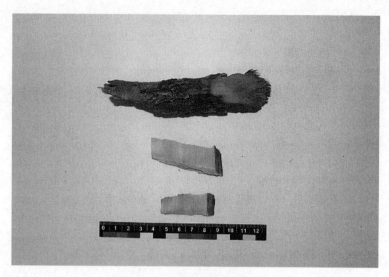

图4-1　胆木基原植物及药材

表4-1　10批胆木药材样品及来源

样品批号	产地(海南)	时间
DMQZXLTNC15D	琼中县岭头农场15队	2022.02.21
DMQZXCZNC02D	琼中县长征农场2队	2022.02.21
DMQZXCZNC14D	琼中县长征农场14队	2022.02.21
DMQZXCZNC08D	琼中县长征农场8队	2022.02.21
DMQZXCZNC03D	琼中县长征农场3队	2022.02.21
DMWZSSNSZBNC	五指山市南圣镇报南村	2022.02.22
DMDZSNFZNJ06C	儋州市南丰镇南加六村	2022.02.22
DMBSXFLXDC	白沙县富龙乡大村	2022.02.22
DMQZXHPZJTC	琼中县和平镇加峒村	2022.02.24
DMDZSNDZ	儋州市那大镇	2022.02.11

10批胆木(带皮)样品的性状为不规则的小块或片状块,黄色或棕黄色。有的带皮部或树皮,表面灰绿色或棕绿色,具多数点状皮孔,粗糙,易剥落。茎干断面,边材与心材色差不明显,生长轮隐约可见,木部呈浅黄色至棕黄色,皮部呈棕褐色或棕黄色,纤维性。质坚硬。气微,味极苦。

四、化学成分

胆木药材的化学成分主要包括生物碱、五环三萜及其皂苷类、环烯醚萜类、酚酸类、黄酮和倍半萜等化合物,最主要的化学成分是生物碱。生物碱主要包括吲哚类生物碱,其中异长春花苷内酰胺(strictosamide)[5]和喜果苷(vincosamide)[6]为其代表性成分;喹啉类生物碱2个,它们互为同分异构体,分别是3-表短小舌根草苷(3-epi-pumiloside)[7]和短小蛇根草苷(pumiloside)[7];新生物碱类成分共13个,分别是1,2,3,4-四氢-β-咔啉[8]、latifoliamide D[8]、latifoliamide B[8]、3,14-二氢狭花马钱碱[8]、3,14,18,19-四氢狭花马钱碱[8]、3-醛基吲哚[6]、1,2,3,4-tetrahydronorharman-1-one[6]、vinmajineI[6]、17-O-methyl-19-(Z)-naucline[9]、naucleamide G[10]、nauclealomide B[10]、nauclealomide C[10]、nauclealomide A[11]和(3S,7R)-javaniside[11]。酚酸类化合物为原儿茶酸、新绿原酸、绿原酸、隐绿原酸、3,4,5-三甲氧基苯酚、4-羟基-3,5-二甲氧基苯甲醛、2,4-二羟基-3,6-二甲基苯甲酸甲酯、对甲氧基桂皮酸、咖啡酸甲酯、咖啡酸乙酯、异阿魏酸甲酯、阿魏酸乙酯等[6]。环烯醚萜类成分有獐牙菜苷、马钱子苷、断氧化马钱子苷、裂环马钱苷等[6,12]。黄酮类化合物有芦丁、山奈酚-3-O-芸香糖苷等[13]。倍半萜类化合物有二氢猕猴桃内酯、黑燕麦内酯等[6]。

五、鉴别

(一)显微鉴别

原标准规定"解离组织导管形状多样,大小不一,长180~600 μm,宽40~220 μm,均为具缘纹孔。纤维众多,有的两端渐尖,有的一端稍钝,长560~1240 μm,宽25~44 μm,壁厚薄不一,纹孔斜向裂隙状,少数细胞孔沟较宽;射线细胞类方形或类长方形;木薄壁细胞形状多样,有窄长方形、类三角形、纺锤形等"。

经研究,10批胆木(带皮)供试品粉末棕黄色,显微镜下可见淀粉粒众多,类圆形或多角形,脐点裂缝状或点状。导管形态多样,均为具缘纹孔导管。纤维众多,散在,两端渐尖或一端稍钝,纹孔斜向裂隙状,少数细胞孔沟较宽。木栓细胞类方形或类长方形。木薄壁细胞形态多样,有窄长方形、类三角形或纺锤形,如图4-2。

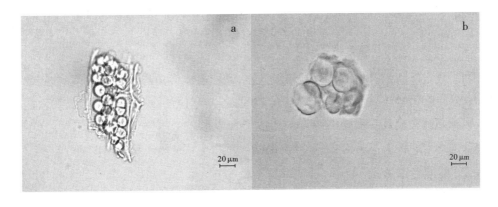

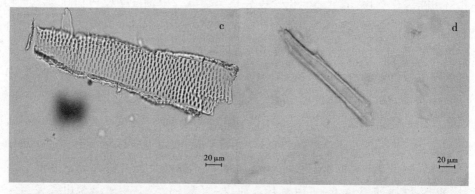

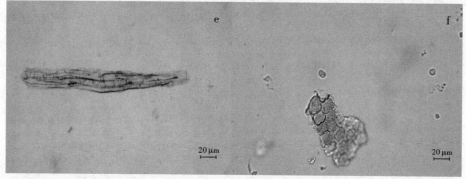

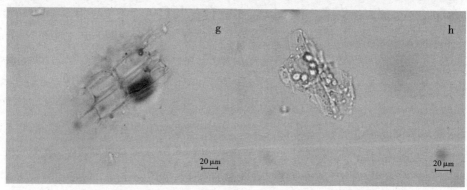

a、b-淀粉粒;c-导管;d-管胞;e-纤维;f、g-木栓细胞;h-木薄壁细胞。

图4-2　胆木显微鉴别图

　　因此,规定"本品粉末棕黄色,淀粉粒众多,类圆形或多角形,脐点裂缝状或点状。导管形态多样,均为具缘纹孔导管。纤维众多,散在,两端渐尖或一端稍钝,纹孔斜向裂隙状,少数细胞孔沟较宽。木栓细胞类方形或类长方形。木薄壁细胞形态多样,有窄长方形、类三角形或纺锤形",方法可操作性强。

（二）薄层色谱鉴别

　　取各批供试品粉末 1 g,加水煎煮 30 min,滤过,滤液浓缩至 20 mL,加浓氨试液 0.5 mL,摇匀,用三氯甲烷振摇提取 3 次,每次 20 mL,合并三氯甲烷溶液,蒸干,残渣加乙醇 1 mL 使溶解,作为供试品溶液。另取胆木对照药材 1 g,同法制成对照药材溶液。照薄层色谱法试验,照薄层色谱法试验(《中华人民共和国药典》2020 年版四部通则 0502)试验,吸取上述两种溶液各 10 μL,分别点于同一硅胶 G 薄层板上,以三氯甲烷-甲醇-乙酸乙酯(8∶1∶3)为展开剂,展开,取出,晾干,置紫外光灯(365 nm)下检视。供试品色谱中,在与对照药材色谱相应的位置上,显相同颜色的斑点。

经研究,10 批胆木(带皮)供试品色谱中,在与对照药材色谱相应的位置上,显相同颜色的斑点,如图 4-3。

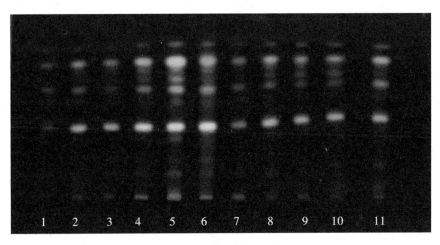

图 4-3 胆木薄层色谱

注:1. 采自琼中县岭头农场 15 队,编号 DMQZXLTNC15D;2. 采自琼中县长征农场 2 队,编号 DMQZXCZNC02D;3. 采自琼中县长征农场 14 队,编号 DMQZXCZNC14D;4. 采自琼中县长征农场 8 队,编号 DMQZXCZNC08D;5. 采自琼中县长征农场 3 队,编号 DMQZXCZNC03D;6. 为对照药材,来自中国食品药品检定研究院,编号 121336-201303;7. 采自五指山市南圣镇报南村,编号 DMWZSSNSZBNC;8. 采自儋州市南丰镇南加六村,编号 DMDZSNFZNJ06C;9. 采自白沙县富龙乡大村,编号 DMBSXFLXDC;10. 采自琼中县和平镇加峒村,编号 DMQZXHPZJTC;11. 采自儋州市那大镇,编号 DZSNDZ。

六、水分测定

照水分测定法(《中华人民共和国药典》2020 年版四部通则 0832)项下的烘干法测定,测定得 10 批胆木(带皮)水分为 3.65% ~ 4.95%,10 批胆木(带皮)的平均值为 4.10%,均不超过 10.0%,见表 4-2。

表4-2　10批胆木药材水分测定结果（n=3）

样品批号	水分（带皮,%）
DMQZXLTNC15D	4.62±0.06
DMQZXCZNC02D	4.95±0.05
DMQZXCZNC14D	4.25±0.05
DMQZXCZNC08D	3.92±0.03
DMQZXCZNC03D	3.68±0.06
DMWZSSNSZBNC	4.05±0.05
DMDZSNFZNJ06C	4.16±0.08
DMBSXFLXDC	3.65±0.05
DMQZXHPZJTC	4.08±0.03
DMDZSNDZ	3.67±0.06
$\bar{X}\pm sd$	4.10

七、总灰分

照灰分测定法（《中华人民共和国药典》2020 年版四部通则 2302））项下的总灰分测定法。

经研究,10 批胆木（不带皮）供试品总灰分为 0.64% ~ 1.05%,平均值为 0.80,仅一批超过原标准之"总灰分不得过 1.0%"的规定。

10 批胆木（带皮）供试品,灰分为 1.02% ~ 1.67%,平均值为 1.28%,见表 4-3,与总灰分稍高于 10 批胆木（不带皮）供试品总灰分,且均超过原标准之"总灰分不得过 1.0%"的规定。

表4-3　10批胆木药材总灰分测定结果（n=3）

样品批号	总灰分（不带皮,%）	总灰分（带皮,%）
DMQZXLTNC15D	0.71±0.06	1.15±0.17
DMQZXCZNC02D	0.85±0.02	1.02±0.10
DMQZXCZNC14D	0.77±0.23	1.41±0.03
DMQZXCZNC08D	0.95±0.06	1.65±0.05
DMQZXCZNC03D	1.05±0.01	1.67±0.24
DMWZSSNSZBNC	0.70±0.12	1.08±0.05
DMDZSNFZNJ06C	0.64±0.05	1.35±0.05

续表 4-3

样品批号	总灰分（不带皮,%）	总灰分（带皮,%）
DMBSXFLXDC	0.76±0.08	1.10±0.09
DMQZXHPZJTC	0.69±0.02	1.08±0.03
DMDZSNDZ	0.83±0.09	1.33±0.03
$\overline{X}\pm sd$	0.80	1.28

因修订了药用部位，药用部位为带皮茎干，并根据研究结果，10批胆木（带皮）总灰分平均值 $1.28\% \times 120\% = 1.536\%$。因此，建议总灰分不得过 2.0%。

八、浸出物

照浸出物测定法（《中华人民共和国药典》2020年版四部通则2201）项下的热浸法，用水作溶剂。

经研究，10批胆木（不带皮）供试品浸出物为 5.00%~8.06%，平均值为 6.75%，均符合原标准之"浸出物不得少于4.0%"的规定；

10批胆木（带皮）供试品浸出物为 5.60%~8.93%，平均值为 7.40%，且均符合原标准之"浸出物不得少于4.0%"的规定。

因此，建议浸出物不得少于 4.0%，见表4-4。

表 4-4　10 批胆木药材浸出物测定结果（n=3）

样品批号	水溶性浸出物（不带皮,%）	水溶性浸出物（带皮,%）
DMQZXLTNC15D	6.43±0.06	7.24±0.07
DMQZXCZNC02D	5.00±0.00	5.60±0.10
DMQZXCZNC14D	6.87±0.06	8.10±0.10
DMQZXCZNC08D	5.30±0.10	6.43±0.11
DMQZXCZNC03D	6.83±0.11	7.26±0.06
DMWZSSNSZBNC	8.06±0.12	7.93±0.06
DMDZSNFZNJ06C	8.06±0.15	8.93±0.15
DMBSXFLXDC	6.80±0.10	7.46±0.06
DMQZXHPZJTC	7.23±0.06	7.93±0.15
DMDZSNDZ	6.96±0.11	8.39±0.10
$\overline{X}\pm sd$	6.75	7.40

九、含量测定

异长春花苷内酰胺含量测定照高效液相色谱法(《中华人民共和国药典》2020年版四部通则0512)测定。

(一)色谱条件

默克飞诺美(Phenomenex)C_{18}色谱柱(4.6 mm×250 mm,5 μm);以乙腈-0.1%磷酸水溶液(40∶60)为流动相;检测波长为226 nm;柱温30 ℃;进样量10 μL。理论塔板数以异长春花苷内酰胺计算不低于5000。

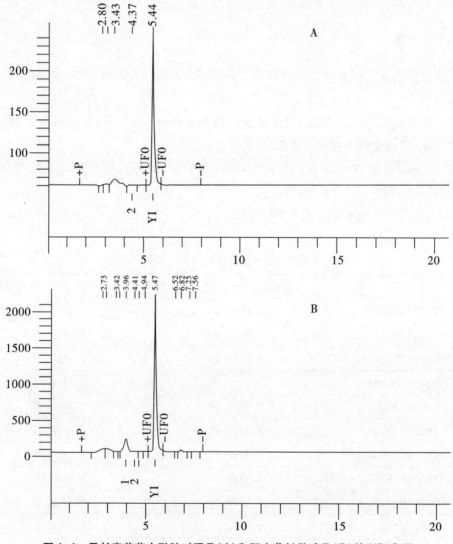

图4-4 异长春花苷内酰胺对照品(A)和胆木药材供试品(B)的HPLC图

（二）实验材料

胆木药材对照品异长春花苷内酰胺（由海南省热带药用植物研究开发重点实验室提供，含量为98.2%，批号为20220113），10批胆木药材，来源见表4-1。

（三）溶液配制

1. 对照品溶液的制备

取异长春花苷内酰胺对照品适量，精密称定，加甲醇制成每1 mL含异长春花苷内酰胺50 μg的溶液，即得。

2. 供试品溶液的制备

取本品粉末（过四号筛）2.0 g，精密称定，置索氏提取器中，加甲醇回流提取2 h，放冷，提取液蒸干，残渣用甲醇溶解并定容至25 mL容量瓶中，滤过，精密量取续滤液2 mL，置于10 mL容量瓶中，用甲醇稀释至刻度，摇匀，即得。

（四）测定法

分别精密吸取对照品溶液与供试品溶液各10 μL，注入液相色谱仪，进样，测定，以外标法计算异长春花苷内酰胺含量，即得。

1. 样品测定

取对照品溶液和供试品溶液，进样10 μL测定异长春花苷内酰胺峰面积，以外标法计算异长春花苷内酰胺含量。10批胆木中异长春花苷内酰胺含量为1.36%~3.72%。

2. 结果分析

照高效液相色谱法（《中华人民共和国药典》2020年版四部通则0512）项下测定。

测定10批胆木（带皮）中异长春花苷内酰胺含量为1.36%~3.72%，平均值为2.57%，均不少于1.0%，见表4-5。

表4-5 10批胆木药材中异长春花苷内酰胺含量测定

样品批号	异长春花苷内酰胺/%
DMQZXLTNC15D	3.71±0.03
DMQZXCZNC02D	1.62±0.03
DMQZXCZNC14D	1.48±0.02
DMQZXCZNC08D	1.36±0.02
DMQZXCZNC03D	3.10±0.05
DMWZSSNSZBNC	3.13±0.02
DMDZSNFZNJ06C	3.72±0.08
DMBSXFLXDC	2.38±0.02
DMQZXHPZJTC	3.66±0.03
DMDZSNDZ	1.57±0.00
$\bar{X} \pm sd$	2.57

因此,建议含异长春花苷内酰胺含量维持原标准之规定,即本品按干燥品计算,含异长春花苷内酰胺($C_{26}H_{30}N_2O_8$)不得少于 1.0%。

十、重金属

重金属测定照(《中华人民共和国药典》2020 年版四部通则 2321 铅、镉、砷、汞、铜测定法)测定。根据《中华人民共和国药典》2020 年版四部"9302 中药有害残留物限量制定指导原则"规定药材重金属标准为:铅不得过 5 mg/kg;镉不得过 1 mg/kg;砷不得过 2 mg/kg;汞不得过 0.2 mg/kg;铜不得过 20 mg/kg(表 4-6)。

10 批胆木(带皮)供试品中铅、镉、砷、汞、铜的含量见表 6,10 批胆木中均含有一定量的铅和砷,但均不超过 9302 中药有害残留物限量制定指导原则的限定值。

因此,建议胆木标准中增加重金属,且规定铅不得过 5 mg/kg;镉不得过 1 mg/kg;砷不得过 2 mg/kg;汞不得过 0.2 mg/kg;铜不得过 20 mg/kg。

表 4-6 10 批胆木药材重金属测定结果

样品批号	铅/(mg/kg)	镉/(mg/kg)	砷/(mg/kg)	汞/(mg/kg)	铜/(mg/kg)
DMQZXLTNC15D	3.3	0.01	0.2	<0.01	0.003
DMQZXCZNC02D	0.4	0.004	0.07	<0.01	0.002
DMQZXCZNC14D	1.2	0.008	0.09	<0.01	0.002
DMQZXCZNC08D	1.4	0.005	0.1	<0.01	0.002
DMQZXCZNC03D	1.3	0.003	0.1	<0.01	0.002
DMWZSSNSZBNC	1.9	0.01	0.1	<0.01	0.007
DMDZSNFZNJ06C	1.4	0.005	0.1	<0.01	0.001
DMBSXFLXDC	0.3	0.005	0.1	<0.01	0.001
DMQZXHPZJTC	4.0	0.01	0.1	<0.01	0.0007
DMDZSNDZ	1.7	0.01	0.1	<0.01	0.001
$\overline{X}\pm sd$	1.69±1.16	N/A	0.11±0.03	N/A	N/A

十一、药理作用

1. 解热、镇痛、抗炎作用

胆木中的异长春花苷内酰胺对 TPA 所致的小鼠耳肿胀和乙酸所致的小鼠毛细血管通透性增加具有显著的抑制作用,并能显著降低 CMC-Na 所致的小鼠体内白血球数增加;同时显著降低冰醋酸所致小鼠的扭体次数[14]。李冬玉[15]等采用与翟小婷[16]相同的细胞模型,研究异长春花苷内酰胺的抗炎活性,结果表明其机制可能是通过抑制NF-κB和丝裂原活化蛋白激酶(MAPKs)的活性,从而抑制NO,TNF-α和IL-1β相关炎症因子的产生,并且剂量依赖性地减轻LPS所诱导增加的iNOS,TNF-α和IL-1β三者mRNA的表达及iNOS的蛋白水平,以达到抗炎作用。Mineri Ishizuka[17]等指出Naucline(从胆木中分离得到的生物碱)诱导的血管平滑肌松弛归因于内皮细胞中VDC和ROC的抑制。Jia-Yi Tao[18]通过NO抑制实验对从胆木中提取到的成分3b,19a,23,24-tetrahydroxyurs-12-en-28-oic acid进行初步的抗炎活性研究,结果提示其对LPS(1 μg/mL)诱导RAW264.7细胞中NO产量升高具有显著的抑制作用。以上均表明胆木具有镇痛、抗炎作用。

2.抗菌、抗病毒作用

对胆木中主要成分异长春花苷内酰胺的抗菌、抗病毒活性研究结果表明,异长春花苷内酰胺体外对多种易引发呼吸道感染的病原菌如标准大肠埃希菌、肺炎双球菌等均具有 定的抑制作用,对甲型、乙型流感病毒也具有体外抑制活性作用,并对由甲型流感病毒感染引起的小鼠肺部病变有显著改善作用;上述结果提示,胆木具有抗菌、抗病毒作用[19]。

3.抗氧化、清除自由基作用

对胆木中分离得到的单体化合物进行了清除自由基活性的研究结果表明,胆木中化合物10-羟基喜果苷对1,1-二苯基苦基苯肼(DP-PH)表现出一定的自由基清除作用,清除率为64.34%[20]。

十二、毒理作用

1.药材毒理研究

胆木的不同提取部位的急性毒性实验研究,杨卫丽等发现:不同提取部位的水提物最大给药量为400 g/kg体质量,相当于成人日用量的200倍;胆木总生物碱给药量为24 g/kg,均未见任何毒性反应[21]。

2.制剂毒理研究

(1)胆木浸膏片毒性实验研究[22]

胆木浸膏片临床上给药为口服,试验期间未见异常毒性症状出现,试验测得小鼠ig给予胆木浸膏片为最大面授剂量为18.18 g/kg,相当临床上提供人日用量0.096 g·kg^{-1}·d^{-1}的189倍,表明拟定人用剂量毒性较小。

胆木浸膏片大鼠长期毒性试验大鼠ig给予胆木浸膏片3周无毒性反应剂量为5.76 g·kg^{-1}·d^{-1},为临床人日用量的60倍,说明胆木浸膏片长期应用,毒性较小,也无停药后的动物迟缓性毒性。

(2)胆木注射液毒性试验研究

李备等为考察胆木注射液的安全性,对胆木注射液进行了一系列的毒理学研究。结果表明,急性毒性实验中,小鼠静脉注射胆木注射液的 LD_{50} 为 49.27 mg/kg,LD_{50} 可信限为 44.16 ~ 55.42 mg/kg;异常毒性实验中,未发现异常毒性[23]。

(3)胆木浸膏糖浆对幼龄动物毒性实验研究

广东莱恩医药研究院有限公司(广东省生物资源应用研究所药物非临床评价研究中心),对胆木浸膏糖浆进行了系统的药理、毒理等临床前研究,其毒理综合分析及评价[24]。

急性毒性胆木浸膏糖浆以最大给药剂量 280 g/kg(以生药量计)经口给予幼龄 SD 大鼠(PND21),可引致半数动物在给药当天出现稀便的反应,未见其他不良反应;可认为胆木浸膏糖浆对幼龄 SD 大鼠的最大耐受剂量>280 g/kg(以生药量计)。

重复给药毒性胆木浸膏糖浆对 15 日龄(约相当于人类婴幼儿时期,1 ~ 2 岁)SD 大鼠连续经口给药 31 d 后无毒反应剂量(NOAEL)为 93 g/kg(以生药量计),按体表面积折算,相当于 4 岁龄儿童临床用量 6.3 倍。胆木浸膏糖浆对 40 日龄 SD 大鼠连续经口给药 66 d 后无毒反应剂量(NOAEL)为 140 g/kg(以生药量计),按体表面积折算,相当于成人临床用量 8 倍。

胆木浸膏糖浆对 4 日龄、15 日龄、40 日龄 SD 大鼠分别给药 18 d、31 d、66 d 未见明显毒性和毒性靶器官。

十三、炮制

除去杂质,洗净,切片,晒干。
维持原标准之规定。

十四、性味与归经

苦,寒。归肺、大肠经。
维持原标准之规定。

十五、功能与主治

清热解毒,消肿止痛。用于感冒发热,咽喉肿痛,外耳道疖肿,急性结膜炎,皮肤疖肿,急性黄疸,胃痛。
维持原标准之规定。

十六、用法与用量

15 ~ 30 g,外用适量,鲜品捣烂外敷或煎水洗患处。
原标准规定用量为 9 ~ 15 g。但《中华本草》及《广东省中药材标准》等文献对胆木的用法用量的记载[25]，建议将用法与用量修订为15 ~ 30 g，见表4-7。

表4-7 胆木在各本草与标准中的收载信息

序号	出版年	著作名称	药用部位	剂量
1	1969	广州部队《常用中草药手册》	枝和树皮	0.5 ~ 1.0 两
2	1975	《全国中草药汇编》	枝、干、皮	0.5 ~ 1.0 两
3	1976	《海南植物志》	茎	无
4	1979	《中药大辞典》	枝和树皮	0.5 ~ 1.0 两
5	1979	1977 年版中国药典	茎干及根	9 ~ 15 g
6	1991	《新华本草纲要》	枝和树皮	无
7	1999	《中国植物志》	茎	无
8	1999	《中华本草》	枝和树皮	15 ~ 30 g
9	2001	《现代中药材鉴别手册》	茎及根	6 ~ 10 g
10	2004	《广东省中药材标准》	木材	15 ~ 31 g
11	2011	《海南省中药材标准》	茎干及根	9 ~ 15 g

十七、贮藏

置通风干燥。

维持原标准之规定。

十八、品种情况

目前，已批准的部分胆木口服制剂的情况见下表4-8。

表4-8 已批准的部分胆木口服制剂的情况

品名	标准编号	生药量	制剂用量	药材用量
胆木浸膏糖浆	YBZ13472006—2009Z	32 g/10 mL	10 ~ 15 mL/次，3 ~ 4 次/d	96 ~ 192 g/d
胆木浸膏胶囊	YBZ12402006—2018Z	16 g/粒	2 ~ 3 粒/次，3 ~ 4 次/d	96 ~ 192 g/d
胆木浸膏片	WS-11236（ZD-1236）— 2002—2012Z	16 g/片	2 ~ 3 片/次，3 ~ 4 次/d	96 ~ 192 g/d

其中，海南森祺制药有限公司的胆木浸膏糖浆采用鲜药材投料生产，具体为伐取整株胆木去枝叶、截断成每段2 ~ 3 m，存放于通风干燥的药材库中，通常存放时间不超过

3个月,用时经清洗、晾放、切片、称量、投料,鲜胆木的水分通常为50%~60%,该公司制定了产地初加工规范和鲜饮片质量标准以及鲜饮片的存放期限。

通过分析海南森祺制药有限公司自2017年12月以来,生产胆木浸膏糖浆所用的140批次胆木药材的水分情况及其提取物浓缩液的含量、收率、异长春花苷内酰胺总量(因本项为2021年2月开始检测,涉及提取物共44批)的数据。可知,所用鲜胆木饮片的水分为50%~60%,其提取物浓缩液的收率在10%~16%(含量不少于9.5 mg/mL),异长春花苷内酰胺总量均不少于3.2 mg,质量稳定。

根据《中华人民共和国药典》2020年版凡例第十五条之规定,药材和饮片的标准,一般按干品制定,需要鲜品的,另制定鲜品的质量控制指标,并规定鲜品的用法与用量。

因此,建议用于胆木口服制剂生产的鲜饮片,企业应依据品种实际工艺的要求自行建立标准,可将水分控制在50%~60%,但用法与用量则应符合国家药品监督管理局批准的质量标准或规定。

此外,通过对海南森祺制药有限公司采用水分为50%~60%的鲜胆木投料生产的胆木浸膏糖浆的药理作用、临床有效性和安全性相关研究报告进行分析,可知胆木浸膏糖浆主要药理作用是免疫调节、解热抗炎、抑菌、抗病毒、抗氧化。临床应用方面,现有文献对胆木浸膏糖浆治疗扁桃体炎、咽喉炎、中耳炎、牙龈炎、普通感冒、流行性感冒、上呼吸道感染、下呼吸道感染、支气管炎的有效性和安全性进行了相关研究。

第二节　胆木制剂的质量控制进展

目前市场上已广泛使用的胆木制剂有"胆木浸膏糖浆""胆木注射液""胆木浸膏片""胆木浸膏胶囊"等中药制剂。

一、胆木浸膏片质量标准

标准号:WS-11236(ZD-1236)—2002—2012Z。

【处方】胆木16 000 g。

【制法】取胆木16 000 g,加水煎煮3次,第1次2 h;第2次1.5 h,第3次1 h。合并煎液,滤过,滤液浓缩至相对密度为1.20~1.25(60 ℃)的清膏,喷雾干燥得干浸膏粉。加入磷酸氢钙25 g,滑石粉75 g,制成颗粒,混匀,压制成1000片,包薄膜衣,即得。

【性状】本品为薄膜衣片,除去包衣后显棕黄色至棕褐色;气微,味苦。

【鉴别】取本品,除去包衣,研细,取0.2 g,加水20 mL,超声处理20 min,滤过,滤液蒸干,残渣加乙醇20 mL使溶解,滤过,滤液用稀盐酸调pH值至1,加热回流1 h,放冷,滤过,滤液蒸干,残渣加无水乙醇5 mL使溶解,滤过,滤液作为供试品溶液。另取胆木对照药材5 g,加水50 mL,煎煮并保持微沸1 h,滤过,滤液蒸至近干,照供试品溶液制备方法,自"加乙醇20 mL使溶解"起,同法制成对照药材溶液。照薄层色谱法(《中华人民共和国药典》2010年版一部附录Ⅵ B)试验,吸取上述两种溶液各5 μL,分别点于同一用0.5%氢氧化钠溶液制成的硅胶G薄层板上,以正已烷-乙酸乙酯-甲醇(15∶8∶2)为展开剂,展开,取出,晾干,置紫外光灯(365 nm)下检视。供试品色谱中,在与对照药材色谱相应的位置上,显相同颜色的荧光斑点。

【检查】应符合片剂项下有关的各项规定(《中华人民共和国药典》2010年版一部附录Ⅰ D)。

【浸出物】取本品,除去包衣,研细,取2 g,精密称定,照醇溶性浸出物测定法项下的冷浸法(《中华人民共和国药典》2010年版一部附录Ⅹ A)测定,用乙醇作溶剂,浸出物不得少于16.0%。

【含量测定】对照品溶液的制备取芦丁对照品10 mg,精密称定,置100 mL量瓶中,加30%乙醇适量使溶解,并稀释至刻度,摇匀,即得。

标准曲线的制备精密量取对照品溶液0.0 mL、1.0 mL、2.0 mL、3.0 mL、4.0 mL、5.0 mL,分别置10 mL量瓶中,各加30%乙醇至5 mL,加5%亚硝酸钠溶液0.3 mL,摇匀,放置6 min,加10%硝酸铝溶液0.3 mL,摇匀,放置6 min,加氢氧化钠试液4 mL,再加30%乙醇稀释至刻度,摇匀,放置10 min,以相应的溶液为空白,照紫外-可见分光光度法(《中华人民共和国药典》2010年版附录Ⅴ A),在500 nm波长处测定吸收度,以吸收度为纵坐标,浓度为横坐标,绘制标准曲线。

测定法取本品20片,除去薄膜衣,精密称定,研细,精密称取0.2 g,置50 mL量瓶中,加30%乙醇约40 mL,水浴加热30 min,放冷至室温,加30%乙醇稀释至刻度,摇匀,滤过,精密量取滤液2 mL,置10 mL量瓶中,加30%乙醇稀释至刻度,摇匀,作为空白对照。另精密吸取供试品溶液2 mL,置10 mL量瓶中,照标准曲线制备项下的方法,自"加30%乙醇稀释至5 mL"起,依法测定吸收度,从标准曲线上读出供试品溶液中芦丁的重量,计算,即得。

本品每片含总黄酮以无水芦丁($C_{27}H_{30}O_{16}$)计,应不得少于11.0 mg。

【功能与主治】清热解毒,清肿止痛。用于急性扁桃腺炎,急性咽炎,急性结膜炎及上呼吸道感染。

【用法与用量】口服。1次2～3片,1日3～4次。

【规格】薄膜衣片每片重0.5 g

【贮藏】密封。

二、胆木浸膏胶囊质量标准

标准号:YBZ12402006—2018Z。

【处方】胆木16000 g。

【制法】取胆木 16000 g,加水煎煮 3 次,第 1 次 2 h;第 2 次 1.5 h,第 3 次 1 h。合并煎液,滤过,滤液浓缩至相对密度为 1.20～1.25(60 ℃)的清膏,喷雾干燥得干浸膏粉。加入糊精 40 g,制成颗粒,加入适量硬脂酸镁,混匀,装入胶囊,制成 1000 粒,即得。

【性状】本品为硬胶囊,内容物为棕黄色至棕褐色的颗粒;气微,味苦。

【鉴别】取本品内容物 0.25 g,加乙醇 20 mL,加稀盐酸调 pH 值至 1,水浴加热回流 1 h,放冷,滤过,滤液浓缩至 5 mL,作为供试品溶液。另取胆木对照药材 5 g,加水 50 mL,煎煮并保持微沸 1 h,滤过,滤液置水浴蒸至近干,加乙醇 20 mL,加稀盐酸调 pH 值至 1,水浴加热回流 1 h,放冷,滤过,滤液浓缩至 5 mL,作为对照药材溶液。照薄层色谱法(《中华人民共和国药典》2015 年版一部附录Ⅵ B)试验,吸取上述两种溶液各 5 μL,分别点于同一用 0.5% 氢氧化钠溶液制成的硅胶 G 薄层板上,以正已烷–乙酸乙酯–甲醇(15:8:2)为展开剂,展开,取出,晾干,置紫外光灯(365 nm)下检视。供试品色谱中,在与对照药材色谱相应的位置上,显相同颜色的荧光斑点。

【检查】应符合胶囊剂项下有关的各项规定(《中华人民共和国药典》2015 年版通则 0103)。

【浸出物】取本品,倾出内容物,混匀,取约 2 g,精密称定,照醇溶性浸出物测定法项下的热浸法(《中华人民共和国药典》2015 年版通则 2201)测定,用乙醇作溶剂,浸出物不得少于 28.0%。

【含量测定】对照品溶液的制备精密称取在 120 ℃ 干燥至恒重的芦丁对照品 10 mg,置 100 mL 量瓶中,加 30% 乙醇适量使溶解,并稀释至刻度,摇匀,即得(每 1 mL 中含芦丁 0.1 mg)。

供试品溶液的制备取装量差异项下的内容物约 150 mg,精密称定,置 50 mL 量瓶中,加 30% 乙醇约 40 mL,水浴加热 30 min,放冷至室温,加 30% 乙醇稀释至刻度,摇匀;用干燥滤器滤过,取续滤液作为供试品溶液。

标准曲线的制备精密量取对照品溶液 0.0 mL、1.0 mL、2.0 mL、3.0 mL、4.0 mL、5.0 mL,分别置 10 mL 量瓶中,各加 30% 乙醇至 5 mL,加 5% 亚硝酸钠溶液 0.3 mL,摇匀,放置 6 min,加 10% 硝酸铝溶液 0.3 mL,摇匀,放置 6 min,加氢氧化钠试液 4 mL,再加 30% 乙醇稀释至刻度,摇匀,放置 10 min,以相应的溶液为空白,照紫外–可见分光光度法(《中华人民共和国药典》2015 年版通则 0401),在 500 nm 波长处测定吸收度,以吸收度为纵坐标,浓度为横坐标,绘制标准曲线。

测定法精密吸取供试品溶液 2 mL,置 10 mL 量瓶中,加 30% 乙醇稀释至刻度,摇匀,作为空白对照。另精密吸取供试品溶液 2 mL,置 10 mL 量瓶中,照标准曲线制备项下的方法,自"加 30% 乙醇稀释至 5 mL"起,依法测定吸收度,从标准曲线上读出供试品溶液中芦丁的重量,计算,即得。

本品每粒含总黄酮以无水芦丁($C_{27}H_{30}O_{16}$)计,应不得少于 11.0 mg。

【功能与主治】清热解毒,清肿止痛。用于急性扁桃腺炎,急性咽炎,急性结膜炎及上呼吸道感染。

【用法与用量】口服。1 次 2~3 粒,1 日 3~4 次。

【规格】每粒装 0.36 g。

【贮藏】密封。

三、胆木浸膏糖浆质量标准

标准号:YBZ13472006—2009Z。

【处方】胆木 3200 g。

【制法】取胆木,加水煎煮 3 次,第 1 次 2 h;第 2 次 1.5 h,第 3 次 1 h。合并煎液,滤过,滤液浓缩至相对密度为 1.05~1.08(60 ℃)的清膏,加入苯甲酸钠 3 g,羟苯乙酯 0.2 g,滤过,加入蔗糖 750 g,煮沸使溶解。加水制成 1000 mL,混匀,灌装,灭菌,即得。

【性状】本品为棕黄色至棕褐色的黏稠液体;味甜而苦。

【鉴别】取本品 2 mL,加乙醇 20 mL,加稀盐酸调 pH 值至 1,水浴加热回流 1 h,放冷,滤过,滤液浓缩至 5 mL,作为供试品溶液。另取胆木对照药材 5 g,加水 50 mL,煎煮并保持微沸 1 h,滤过,滤液置水浴蒸至近干,加乙醇 20 mL,加稀盐酸调 pH 值至 1,水浴加热回流 1 h,放冷,滤过,滤液浓缩至 5 mL,作为对照药材溶液。照薄层色谱法(《中国药典》2005 年版一部附录Ⅵ B)试验,吸取上述两种溶液各 5 μL,分别点于同一用 0.5% 氢氧化钠溶液制成的硅胶 G 薄层板上,以正己烷-乙酸乙酯-甲醇(15:8:2)为展开剂,展开,取出,晾干,置紫外光灯(365 nm)下检视。供试品色谱中,在与对照药材色谱相应的位置上,显相同颜色的荧光斑点。

【检查】相对密度应不低于 1.20。

其他应符合糖浆剂项下有关的各项规定(《中华人民共和国药典》2005 年版一部附录 Ⅰ H)。

【含量测定】对照品溶液的制备精密称取在 120 ℃ 干燥至恒重的芦丁对照品适量,加 30% 乙醇制成每 1 mL 中含 0.1 mg 的溶液,即得。

标准曲线的制备精密量取对照品溶液 0.0 mL、1.0 mL、2.0 mL、3.0 mL、4.0 mL、5.0 mL,分别置 10 mL 量瓶中,各加 30% 乙醇至 5 mL,加 5% 亚硝酸钠溶液 0.3 mL,摇匀,放置 6 min,加 10% 硝酸铝溶液 0.3 mL,摇匀,放置 6 min,加氢氧化钠试液 4 mL,再加 30% 乙醇稀释至刻度,摇匀,放置 10 min,以相应的溶液为空白,照紫外-可见分光光度法(《中华人民共和国药典》2005 年版一部附录 Ⅴ A),在 500 nm 波长处测定吸收度,以吸收度为纵坐标,浓度为横坐标,绘制标准曲线。

测定法取本品约 1.5 g,精密称定,置 25 mL 量瓶中,加 30% 乙醇使溶解,并稀释至刻度,摇匀,精密量取 2 mL,置 10 mL 量瓶中,加 30% 乙醇使溶解,摇匀,作为空白对照。另精密吸取供试品溶液 2 mL,置 10 mL 量瓶中,照标准曲线制备项下的方法,自"加 30% 乙醇稀释至 5 mL"起,依法测定吸收度,从标准曲线上读出供试品溶液中芦丁的重量,计算,即得。

本品每 1 mL 含总黄酮以无水芦丁($C_{27}H_{30}O_{16}$)计,应不得少于 2.2 mg。

【功能与主治】清热解毒,清肿止痛。用于急性扁桃腺炎,急性咽炎,急性结膜炎及上呼吸道感染。

【用法与用量】口服。一次 10 ~ 15 mL,一日 3 ~ 4 次。

【规格】每粒装 10 mL。

【贮藏】密封。

四、胆木浸膏注射剂质量标准(试行)

标准号:WS-10951(ZD-0951)—2002。

【处方】胆木提取物溶液适量(含胆木提取物以芦丁计为 3.0 g)。

聚山梨酯 80	2 mL
制成	1000 mL

【制法】取胆木提取物溶液加聚山梨酯 80 及活性炭 2 g,搅匀,加热煮沸 10 min,滤过,滤液调节 pH 值至 7.5 ~ 8.0,加注射用水至规定量,搅匀,滤过,灌封,灭菌,即得。

【性状】本品为棕黄色的澄明液体。

【鉴别】取本品 2 mL,加水 8 mL 与浓氨试液 0.5 mL,摇匀,用氯仿振摇提取 3 次,每次 10 mL,合并氯仿液,蒸干,残渣加乙醇 1 mL 使溶解,作为供试品溶液。另取胆木对照药材 6 g,加水煎煮 30 min,滤过,滤液浓缩至 20 mL,加浓氨试液 0.5 mL,摇匀,用氯仿振摇提取 3 次,每次 20 mL,合并氯仿液,蒸干,残渣加乙醇 1 mL 使溶解,作为对照药材溶液。照薄层色谱法(《中华人民共和国药典》2000 年版一部附录ⅥB)试验,吸取上述两种溶液各 10ul,分别点于同一硅胶 G 薄层板上,以氯仿—甲醇—醋酸乙酯(8:1:3)为展开剂,展开,取出,晾干,置紫外光灯(365 nm)下检视。供试品色谱中,在与对照药材色谱相应的位置上,显相同颜色的荧光斑点。

【检查】pH 值应为 5.0 ~ 7.0(《中华人民共和国药典》2000 年版一部附录ⅦG)。

其他应符合注射剂及注射剂有关物质检查法项下有关的各项规定(《中华人民共和国药典》2000 年版一部附录ⅠU 及ⅨS)。

【含量测定】对照品溶液的制备 精密称取经 120 ℃ 干燥至恒重的芦丁对照品 10 mg,置 100 mL 量瓶中,加 30% 乙醇适量使溶解,并稀释至刻度,摇匀,即得(每 1 mL 含芦丁 0.1 mg)。

(1)标准曲线的制备。精密量取对照品溶液 1.0 mL、2.0 mL、3.0 mL、4.0 mL、

5.0 mL,分别置 10 mL 量瓶中,各加 30% 乙醇至 5 mL,加 5% 亚硝酸钠溶液 0.3 mL,摇匀,放置 6 min,加 10% 硝酸铝溶液 0.3 mL,摇匀,放置 6 min,加氢氧化钠试液 4 mL,再加30% 乙醇稀释至刻度,摇匀,放置 10 min。以相应的溶液为空白。照分光光度法(《中华人民共和国药典》2000 年版一部附录ⅤB),在 510 nm 波长处测定吸收度,以吸收度为横坐标、浓度为纵坐标,绘制标准曲线。

(2)测定法。精密量取本品 2 mL,置 100 mL 量瓶中,加 30% 乙醇至刻度,摇匀,精密量取 3 mL,置 10 mL 量瓶中,加 30% 乙醇稀释至刻度,摇匀,作为空白对照。另精密量取 3 mL,置 10 mL 量瓶中,照标准曲线制备项下的方法,自"加 30% 乙醇至 5 mL"起,依法测定吸收度,从标准曲线上读出供试品溶液中芦丁的重量,计算,即得。

本品含芦丁($C_{27}H_{30}O_{16}$)应为标示量的 90.0% ~ 110.0%。

【功能主治】清热解毒。用于急性扁桃腺炎,急性咽喉炎,急性结膜炎及上呼吸道感染。

【用法用量】肌内注射,1 次 2 mL,一日 2 次。

【规格】每支装 2 mL(含胆木提取物 6 mg)。

【贮藏】密封,避光。

五、胆木制剂质量控制进展

近年来,关于胆木制剂的质量研究日渐增多。李明慧等[26]经研究发现,在胆木药材和注射液中,以异长春花苷内酰胺含量较高,可用于胆木药材及其制剂的质量控制。杨卫丽等[27]以异长春花苷内酰胺为对照品,采用紫外分光光度法测定胆木总生物碱含量,结果显示该方法专属性强,可用于胆木的质量控制。黄有兴等[28]采用 HPLC 法测定了胆木浸膏胶囊中异长春花苷内酰胺的含量,发现该方法准确可靠,可用于胆木浸膏胶囊的质量控制。随后有学者对胆木制剂的化学成分进行了系统研究[29-31],发现其中除了生物碱类成分外,原儿茶酸、绿原酸等酚酸类成分的含量也较高。王静静等[32]采用 HPLC 法同时测定胆木药材及其制剂中短小蛇根草苷、异常春花苷内酰胺、原儿茶酸和 3-表短小蛇根草苷的含量,结果 4 种成分均能达到良好分离,证明该方法准确简便,可较全面地对胆木药材及其制剂进行质量控制。张亚平[33]采用紫外分光光度法,以芦丁为对照品,测定了胆木注射液中总黄酮的含量,该方法被证实为一种对胆木注射液中总黄酮进行质量控制的新方法。

李湘怡等采用薄层色谱法对胆木浸膏糖浆中胆木进行定性鉴别;采用高效液相色谱法测定胆木中的异长春花苷内酰胺和绿原酸的含量。建立了以薄层色谱定性鉴别胆木和以高效液相色谱法测定胆木中异长春花苷内酰胺和绿原酸的含量的质量控制。

随着近年来,结合胆木物质基础研究的深入和药理药效方面的进展,我们建立胆木浸膏糖浆的标准草案,在物质种类及其含量上,对其进行了研究和控制,为建立科学合理的质量控制方法提供参考,以促进胆木及其制剂更好的发展。

六、胆木浸膏糖浆剂质量标准草案及起草说明

(一)胆木浸膏糖浆质量标准(草案)

【处方】胆木。

【制法】取胆木 3200 g,加水煎煮三次,第 1 次 2 h,第 2 次 1.5 h,第 3 次 1 h,煎液合并,滤过,滤液浓缩至相对密度 1.05 ~ 1.08(60 ℃)的清膏,加入苯甲酸钠 3 g,羟苯乙酯 0.2 g,滤过,加入蔗糖 750 g,煮沸使溶解,加水制成 1000 mL,混匀,灌装,灭菌,即得。

【性状】本品为黄棕色至棕褐色的黏稠液体;味甜而苦。

【鉴别】(1)取本品 1 mL,用水饱和正丁醇超声提取 20 min,每次 10 mL,提取 3 次,合并正丁醇提取液,蒸干,残渣用甲醇 1 mL 溶解,作为供试品溶液。称取胆木药材 2 g,加入乙醇 20 mL,加热回流 1 h,回流液蒸干,加 1 mL 甲醇溶解,作为对照药材溶液。照薄层色谱法(通则 0502)试验,吸取上述两种溶液各 10 μL,分别点于同一硅胶 GF₂₅₄ 薄层板上,以二氯甲烷-甲醇(25:1)为展开剂,展开,取出,晾干,于紫外灯(365 nm)下检视。供试品色谱中,在与对照药材色谱相应的位置上,显相同颜色的荧光斑点;

(2)取本品 1 mL,用水饱和正丁醇超声提取 20 min,每次 10 mL,提取 3 次,合并正丁醇提取液,蒸干,残渣用甲醇 1 mL 溶解,作为供试品溶液。另取异长春花苷内酰胺对照品适量,甲醇溶解,配制成 1 mg·mL⁻¹ 的对照品溶液。照薄层色谱法(通则 0502)试验,吸取上述两种溶液各 10 μL,分别点于同一硅胶 GF₂₅₄ 薄层板上,以二氯甲烷-甲醇(6:1)为展开剂,展开,取出,晾干,喷以 10% 硫酸乙醇溶液,于 105 ℃加热至斑点显色清晰。供试品色谱中,在与对照品色谱相应的位置上,显相同颜色的斑点;

(3)取本品 1 mL,用水饱和正丁醇超声提取 20 min,每次 10 mL,提取 3 次,合并正丁醇提取液,蒸干,残渣用甲醇 1 mL 溶解,作为供试品溶液。另取牛眼马钱托林碱对照品适量,甲醇溶解,配制成 1 mg·mL⁻¹ 的对照品溶液。照薄层色谱法(通则 0502)试验,吸取上述两种溶液各 10 μL,分别点于同一硅胶 GF₂₅₄ 薄层板上,以二氯甲烷-甲醇(10:1)为展开剂,展开,取出,晾干,于紫外灯(365 nm)下检视。供试品色谱中,在与对照品色谱相应的位置上,显相同颜色的斑点。

【检查】相对密度 应不低于 1.20 (《中华人民共和国药典》2020 年版四部 通则 0601)。

pH 值 应为 5.0 ~ 7.0(《中华人民共和国药典》2020 年版四部 通则 0631)。

其他 应符合糖浆剂项下有关的各项规定(《中华人民共和国药典》2020 年版四部 通则 0116)。

【指纹图谱】照高效液相色谱法(《中华人民共和国药典》2020 年版四部 通则 0512)测定。

色谱条件与系统适用性试验 十八烷基硅烷键合硅胶为填充剂(柱长为 250 mm,内径为 4.6 mm,粒径为 5 μm);以 0.1% 磷酸为流动相 A,以乙腈为流动相 B,按下表 4-9 中的规定进行梯度洗脱;检测波长 240 nm,理论板数按异长春花苷内酰胺计算应不低于 5000。

参照物溶液的制备：分别称取原儿茶酸、新绿原酸、马钱苷酸、绿原酸、隐绿原酸、獐牙菜苷、短小蛇根草苷、异长春花苷内酰胺、喜果苷对照品适量，精密称定，加体积分数为10%甲醇溶解稀释成每1 mL中含原儿茶酸0.8 mg、新绿原酸0.4 mg、马钱苷酸0.8 mg、绿原酸0.4 mg、隐绿原酸0.4 mg、獐牙菜苷0.4 mg、短小蛇根草苷0.4 mg、异长春花苷内酰胺2.4 mg、喜果苷0.2 mg的混合溶液，摇匀，即得。

表4-9　梯度洗脱程序

时间/min	流动相 A/%	流动相 B/%
0~10	94~91	6~9
10~25	91	9
25~30	91~86	9~14
30~40	86~78	14~22
40~45	78	22
45~50	78~65	22~34
50~60	66	34
60~65	66~94	34~6

供试品溶液的制备：取本品1 mL，置5 mL量瓶中，以水稀释至刻度，摇匀，滤过，取续滤液，即得。

测定法：分别精密吸取参照物溶液和供试品溶液各10 μL，注入液相色谱仪，测定，记录色谱图，即得。

按中药色谱指纹图谱相似度评价系统，供试品指纹图谱与对照指纹图谱（图4-5）经相似度计算，相似度不得低于0.90。

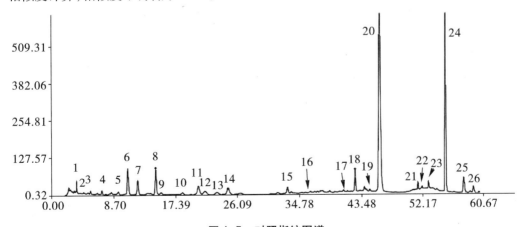

图4-5　对照指纹图谱

26个共有峰中，峰6：原儿茶酸；峰7：新绿原酸；峰8：马钱苷酸；峰11：绿原酸；峰14：隐绿原酸；峰15：獐牙菜苷；峰18：短小蛇根草苷；峰24：异长春花苷内酰胺；峰26：喜果苷

【含量测定】照高效液相色谱法(《中华人民共和国药典》2020 年版四部 通则 0512)测定。

色谱条件与系统适用性试验 十八烷基硅烷键合硅胶为填充剂(柱长为 250 mm,内径为 4.6 mm,粒径为 5 μm);以 0.1%磷酸为流动相 A,以乙腈为流动相 B,按下表 4-10 中的规定进行梯度洗脱;流速每分钟为 1.0 mL;检测波长 240 nm,待测化合物分离度应大于 1.5,理论板数按异长春花苷内酰胺计算应不低于 5000。

表 4-10　梯度洗脱程序

时间/min	流动相 A/%	流动相 B/%
0~10	94~91	6~9
10~25	91	9
25~30	91~86	9~14
30~40	86~78	14~22
40~45	78	22
45~50	78~65	22~34
50~60	66	34
60~65	66~94	34~6

对照品溶液的制备:分别称取原儿茶酸、新绿原酸、马钱苷酸、绿原酸、隐绿原酸、獐牙菜苷、短小蛇根草苷、异长春花苷内酰胺、喜果苷对照品适量,精密称定,加体积分数为 10%甲醇溶解稀释成每 1 mL 中含原儿茶酸 0.8 mg、新绿原酸 0.4 mg、马钱苷酸 0.8 mg、绿原酸 0.4 mg、隐绿原酸 0.4 mg、獐牙菜苷 0.4 mg、短小蛇根草苷 0.4 mg、异长春花苷内酰胺 2.4 mg、喜果苷 0.2 mg 的混合溶液,摇匀,即得。

供试品溶液的制备:取本品 1 mL,置 5 mL 量瓶中,以水稀释至刻度,摇匀,滤过,取续滤液,即得。

标准曲线的制备:精密量取对照品溶液 0.1 mL、0.2 mL、0.4 mL、0.8 mL、1.6 mL,分别置 5 mL 量瓶中,用 10%甲醇稀释至刻度,摇匀,即得系列浓度的混合对照品溶液。分别取上述溶液进样分析,以对照品的浓度为横坐标,峰面积为纵坐标,绘制标准曲线。

测定法:分别精密吸取参照物溶液和供试品溶液各 10 μL,注入液相色谱仪,测定,记录色谱图,即得。

【贮藏】密封。

【功能与主治】清热解毒,消肿止痛。用于急性扁桃体炎,急性咽炎,急性结膜炎及上呼吸道感染。

【用法与用量】口服。1 次 10~15 mL,一日 3~4 次。

【规格】每 1 mL 相当于饮片 3.2 g。

(二)起草说明

1. 鉴别：薄层鉴别

(1)实验材料

仪器

KQ5200B 超声波清洗器	昆山超声仪器有限公司
202-OA 电热恒温干燥箱	天津市泰斯特仪器有限公司
ZF-1 型三用紫外分析仪	上海精科实业有限公司
50×100 mm 薄层色谱展开缸	上海信谊仪器有限公司
10 μL 微量进样器	上海安亭微量进样器厂
烟台江友硅胶 GF₂₅₄薄层板(100×200 mm)	烟台江友硅胶开发有限公司(批号:20171102)
青岛海洋硅胶 GF₂₅₄薄层板(100×100 mm)	青岛海洋化工厂分厂(批号:20171218)
RE-52AA 旋转蒸发仪	上海亚荣生化仪器厂
SHB-Ⅲ循环水式多用真空泵	郑州长城科工贸有限公司

试剂与试药

胆木浸膏糖浆剂	海南森琪制药有限公司(批号:20161201,20161202,20161203)
硅胶 G 薄层层析硅胶	青岛海洋化工股份有限公司分厂
硅胶 GF₂₅₄薄层层析硅胶	青岛海洋化工股份有限公司分厂
羧甲基纤维素钠	天津市大茂化学试剂厂
甲醇(分析纯)	山东禹王实业有限公司化工分公司
二氯甲烷(分析纯)	山东禹王实业有限公司化工分公司

异长春花苷内酰胺和牛眼马钱托林碱从胆木水提浓缩液中分离得到,纯度均达到98%以上。

(2)胆木浸膏糖浆中胆木的薄层鉴别实验方法与结果

1)色谱条件

薄层板:自制硅胶 GF₂₅₄薄层板(固定相:硅胶 G、硅胶 GF₂₅₄,黏合剂:0.5% CMC-Na,涂布厚度:0.3 mm,规格:50 mm×100 mm);展开剂:二氯甲烷-甲醇(25∶1);检视方法:于紫外灯(365 nm)下检视。

2)溶液的制备

①供试品溶液的制备:移取 3 批胆木浸膏糖浆剂(批号:20161201,20161202,20161203)各 1 mL,置于锥形瓶中,分别加入 10 mL 水饱和正丁醇,超声 20 min,转移至分液漏斗中,静置分层,取有机层,重复 3 次,合并正丁醇层萃取液,蒸干,加 1 mL 甲醇溶解,为供试品溶液,备用。②胆木药材溶液的制备:称取胆木药材 2 g,加入乙醇 20 mL,加热回流 1 h,重复 3 次,回流液蒸干,加 1 mL 甲醇溶解,备用。

3）操作方法

分别吸取上述4种溶液10 μL，点于同一薄层板，以二氯甲烷-甲醇（25∶1）为展开剂，展开，取出，晾干，于紫外灯（365 nm）下检视。

4）结果

供试品色谱中，在与对照药材色谱相应的位置上，显相同颜色的荧光斑点。见图4-6。

（3）胆木浸膏糖浆剂中异长春花苷内酰胺的薄层鉴别实验方法与结果

1）色谱条件

薄层板：自制硅胶 GF_{254} 薄层板（固定相：硅胶 G、硅胶 GF_{254}，黏合剂：0.5% CMC-Na，涂布厚度：0.3 mm，规格：50 mm×100 mm）。展开剂：二氯甲烷-甲醇（6∶1）。检视方法：喷以显色剂，加热至斑点显色清晰。

2）溶液的制备

①供试品溶液的制备：移取 3 批胆木浸膏糖浆剂（批号：20161201，20161202，20161203）各 1 mL，置于锥形瓶中，分别加入 10 mL 水饱和正丁醇，超声 20 min，转移至分液漏斗中，静置分层，取有机层，重复 3 次，合并正丁醇层萃取液，蒸干，加 1 mL 甲醇溶解，作为供试品溶液，备用。②对照品溶液的制备：取对照品适量，甲醇溶解，配制成 1 mg/mL 的溶液，备用。③阴性对照溶液的制备：称取苯甲酸钠 0.03 g，羟基乙酯 0.002 g，加入蔗糖 7.50 g，加 10 mL 水，煮沸使溶解，制成溶液，混匀，按"供试品溶液的制备"项下方法制得阴性对照溶液，备用。

3）操作方法

分别吸取上述 5 种溶液 10 μL，点于同一薄层板，以二氯甲烷-甲醇（6∶1）为展开剂，展开，取出，晾干，喷以 10% 硫酸-乙醇显色剂，于 105 ℃加热至斑点显色清晰。

4）方法学验证

①专属性考察：分别吸取上述备用供试品溶液 10 μL，依次点于同一薄层板，展开后取出，晾干，喷以显色剂，于 105 ℃加热至斑点显色清晰，见图4-7。供试品在与对照品色谱相应位置上显相同颜色斑点（Rf=0.36），阴性对照色谱图中相应位置上无斑点，表明该方法专属性良好。②耐用性考察：微调点样量的考察：分别吸取供试品溶液 9 μL、10 μL、11 μL，点于同一薄层板，以二氯甲烷-甲醇（6∶1）为展开剂，展开，取出，晾干，喷以 10% 硫酸-乙醇显色剂，于 105 ℃加热至斑点显色清晰，结果见图4-8。供试品在与对照品色谱相对应的位置上呈现相同的颜色斑点，且微调点样量后各薄层板之间无显著差异，表明微调点样量对异长春花苷内酰胺的薄层鉴别无影响。

点样量 1：9 μL，色谱图 4-8（A）（Rf=0.37）。

点样量 2：10 μL，色谱图 4-8（B）（Rf=0.36）。

点样量 3：11 μL，色谱图 4-8（C）（Rf=0.36）。

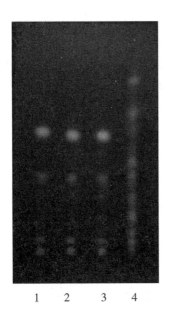

1　　2　　3　　4

图4-6　胆木提取物薄层鉴别色谱

　　1～3：胆木浸膏糖浆样品溶液（20161201，20161202，20161203）；4：胆木药材提取物溶液。

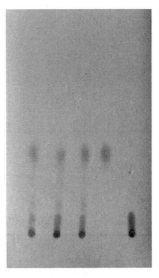

1　　2　　3　　4　　5

图4-7　胆木浸膏糖浆中异常春花苷内酰胺薄层鉴别专属性考察

　　1～3：胆木浸膏糖浆样品溶液（20161201，20161202，20161203）；4：异常春花苷内酰胺标准溶液对照；5：阴性对照。

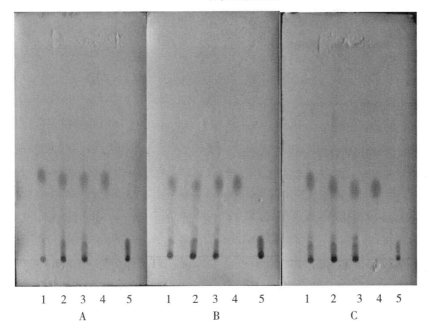

1　2　3　4　5　　　　1　2　3　4　5　　　　1　2　3　4　5
A　　　　　　　　　　　B　　　　　　　　　　　C

图4-8　胆木浸膏糖浆中异常春花苷内酰胺薄层鉴别耐用性考察—不同点样量

　　A.点样量9 μL；B.点样量10 μL；C.点样量11 μL；

　　1～3：胆木浸膏糖浆样品溶液（20161201，20161202，20161203）；4：异常春花苷内酰胺标准溶液对照；5：阴性对照。

更换不同品牌薄层板:按"(3)胆木浸膏糖浆剂中异长春花苷丙酰胺的薄层色谱项下3)操作方法"项下方法操作,结果见图4-9。供试品在与对照品色谱相应位置上显相同颜色斑点,且更换不同品牌薄层板之间无显著差异,表明更换不同品牌薄层板对异长春花苷内酰胺的薄层鉴别无影响。

薄层板1:硅胶 GF$_{254}$薄层板(烟台江友硅胶开发有限公司,规格:100 mm×200 mm,批号:20171102),色谱图图4-9(A)(Rf=0.38)。

薄层板2:硅胶 GF$_{254}$薄层板(青岛海洋化工厂分厂,规格:100 mm×100 mm,批号:20171218),色谱图图4-9(B)(R_f=0.37)。

薄层板3:自制硅胶 GF$_{254}$薄层板(固定相:硅胶 G,黏合剂:0.5% CMC-Na,涂布厚度:0.3 mm,规格:100 mm×200 mm),色谱图图4-9(C)(R_f=0.36)。

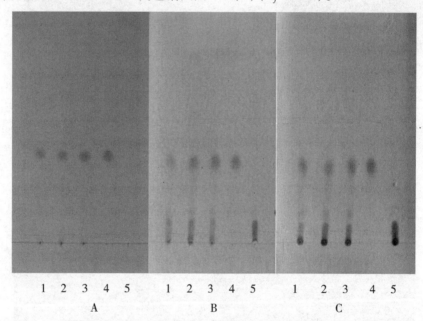

图4-9 胆木浸膏糖浆中异常春花苷内酰胺薄层鉴别耐用性考察—不同品牌薄层板

A.硅胶 GF$_{254}$薄层板(烟台江友硅胶开发有限公司);B.硅胶 GF$_{254}$薄层板(青岛海洋化工厂分厂);C.自制硅胶 GF$_{254}$薄层板;1-3:样品1-3胆木浸膏糖浆样品溶液(20161201,20161202,20161203);4:异常春花苷内酰胺标准溶液对照;5:阴性对照。

微调展开剂比例的考察:按照"(3)胆木浸膏糖浆剂中异长春花苷丙酰胺的薄层色谱项下3)操作方法"项下方法将供试品溶液点于薄层板,分别以二氯甲烷-甲醇=5.9:1.1、二氯甲烷-甲醇=6:1、二氯甲烷-甲醇=6.1:0.9为展开剂展开,结果见图4-10。供试品在与对照品色谱相应位置上显同一颜色斑点,阴性对照色谱图在相对应位置上无斑点,且微调展开剂比例后各薄层板之间无显著差异,表明微调展开剂对异长春花苷内酰胺的薄层鉴别无影响。

展开剂1：二氯甲烷–甲醇(5.9∶1.1)，色谱图4–10(A)(R*f*=0.49)。

展开剂2：二氯甲烷–甲醇(6∶1)，色谱图图4–10(B)(R*f*=0.36)。

展开剂3：二氯甲烷–甲醇(6.1∶0.9)，色谱图图4–10(C)(R*f*=0.33)。

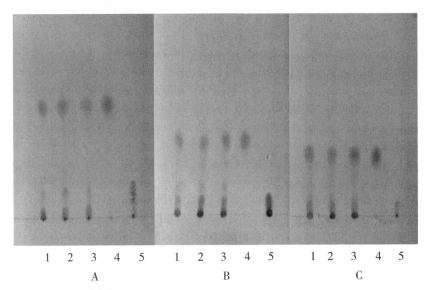

图4–10 胆木浸膏糖浆中异常春花苷内酰胺薄层鉴别耐用性考察—不同展开剂配比

A. 二氯甲烷–甲醇(5.9∶1.1)；B. 二氯甲烷–甲醇(6∶1)；C. 二氯甲烷–甲醇(6.1∶0.9)；

1~3：胆木浸膏糖浆样品溶液(20161201，20161202，20161203)；4：异常春花苷内酰胺标准溶液

对照；5：阴性对照。

调点样量，更换不同品牌薄层板，微调展开剂比例对异长春花苷内酰胺的薄层鉴别无影响，表明该方法的耐用性符合要求。通过对异长春花苷内酰胺薄层色谱法的考察，可以看出该方法的专属性和耐用性均符合要求，适合胆木浸膏糖浆中异长春花苷内酰胺的薄层鉴别。

5)结果

供试品在与对照品色谱相应位置上(R*f* =0.36)，斑点成相同颜色，阴性对照色谱图中相应位置上无斑点，见图4–11。

(3)胆木浸膏糖浆剂中牛眼马钱托林碱的薄层鉴别实验方法与结果

1)色谱条件

薄层板：自制硅胶GF$_{254}$薄层板(固定相：硅胶G、硅胶GF$_{254}$，黏合剂：0.5% CMC–Na，涂布厚度：0.3 mm，规格：50 mm×100 mm)。展开剂：二氯甲烷–甲醇(10∶1)。检视方法：于紫外灯(365 nm)下检视。

2)溶液的制备

①供试品溶液的制备：移取3批胆木浸膏糖浆剂(批号：20161201，20161202，

20161203）各 1 mL，置于锥形瓶中，分别加入10 mL水饱和正丁醇，超声 20 min，转移至分液漏斗中，静置分层，取有机层，重复 3 次，合并正丁醇层萃取液，蒸干，加 1 mL甲醇溶解，作为供试品溶液，备用。②对照品溶液的制备：取对照品适量，甲醇溶解，配制成 1 mg/mL 的溶液，备用。③阴性对照溶液的制备：称取苯甲酸钠0.03 g，羟基乙酯0.002 g，加入蔗糖7.50 g，加10 mL水，煮沸使溶解，制成溶液，混匀，按"供试品溶液的制备"项下方法制得阴性对照溶液，备用。

3）操作方法

吸取上述 5 种溶液 10 μL，点于同一薄层板，以二氯甲烷-甲醇（10∶1）为展开剂，展开，取出，晾干，于紫外灯（365 nm）下检视。

4）方法学验证

①专属性考察：分别吸取上述备用供试品溶液 10 μL，依次点于同一薄层板，展开后取出，晾干，于紫外灯（365 nm）下检视，见图 4-12。供试品在与对照品色谱相应位置上显相同颜色斑点（Rf = 0.40），阴性对照色谱图中相应位置上无斑点，表明该方法专属性良好。②耐用性考察：微调点样量的考察：分别吸取供试品溶液 9 μL、10 μL、11 μL，点于同一薄层板，以二氯甲烷-甲醇（10∶1）为展开剂，展开，取出，晾干，于紫外灯（365 nm）下检视，结果见图 4-13。供试品在与对照品色谱相对应的位置上呈现相同的颜色斑点，且微调点样量后各薄层板之间无显著差异，表明微调点样量对牛眼马钱托林碱的薄层鉴别无影响。

点样量 1：9 μL，色谱图 4-13（A）（$R_f = 0.42$）。

点样量 2：10 μL，色谱图 4-13（B）（$R_f = 0.40$）。

点样量 3：11 μL，色谱图 4-13（C）（$R_f = 0.41$）。

更换不同品牌薄层板：按"（3）胆木浸膏糖浆剂中牛眼马钱托林碱的薄层鉴别实验方法与结果项下3）操作方法"项下方法操作，结果见图 4-14。

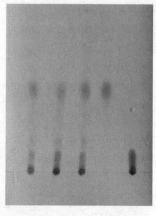

图4-11　胆木浸膏糖浆中异常春花苷内酰胺薄层鉴别结果

1～3：胆木浸膏糖浆样品溶液（20161201，20161202，20161203）；4：异常春花苷内酰胺标准溶液对照；5：阴性对照。

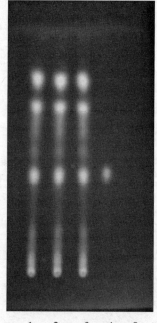

图4-12　s胆木浸膏糖浆中牛眼马钱托林碱薄层鉴别—专属性

1～3：胆木浸膏糖浆样品溶液（20161201，20161202，20161203）；4：异常春花苷内酰胺标准溶液对照；5：阴性对照供试品在与对照品色谱相应位置上显相同颜色斑点,且更换不同品牌薄层板之间无显著差异,表明更换不同品牌薄层板对牛眼马钱托林碱的薄层鉴别无影响。

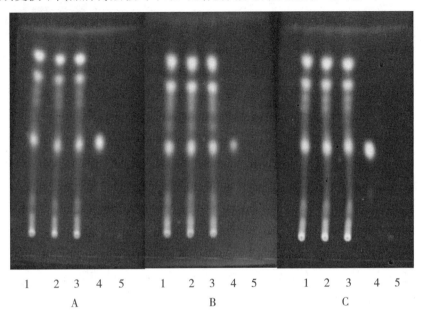

图4-13　胆木浸膏糖浆中牛眼马钱托林碱薄层鉴别耐用性考察—不同点样量

A.点样量 9 μL;B.点样量 10 μL;C.点样量 11 μL。

1~3:胆木浸膏糖浆样品溶液(20161201,20161202,20161203);4:异常春花苷内酰胺标准溶液对照;5:阴性对照。

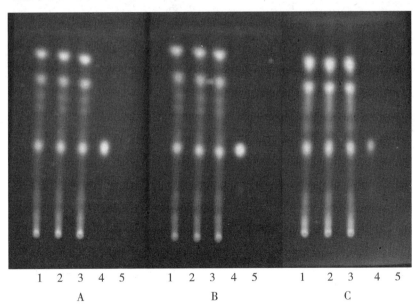

图4-14　胆木浸膏糖浆中牛眼马钱托林碱薄层鉴别耐用性考察—不同品牌薄层板

A.硅胶 GF$_{254}$薄层板(烟台江友硅胶);B.硅胶 GF$_{254}$薄层板(青岛海洋);C.自制硅胶 GF$_{254}$薄层板。

1~3:胆木浸膏糖浆样品溶液(20161201,20161202,20161203);4:异常春花苷内酰胺标准溶液对照;5:阴性对照。

薄层板 1:硅胶 GF_{254} 薄层板(烟台江友硅胶开发有限公司,规格:100 mm×200 mm,批号:20171102),色谱图 4-14(A)(R_f=0.41);

薄层板 2:硅胶 GF_{254} 薄层板(青岛海洋化工厂分厂,规格:100 mm×100 mm,批号:20171218),色谱图 4-14(B)($_f$=0.41);

薄层板 3:自制硅胶 GF_{254} 薄层板(固定相:硅胶 G,黏合剂:0.5% CMC-Na,涂布厚度:0.3 mm,规格:100 mm×200 mm),色谱图 4-14(C)(Rf=0.40)。

微调展开剂比例的考察:按照"(3)胆木浸膏糖浆剂中牛眼马钱托林碱的薄层鉴别实验方法与结果项下 3 操作方法"项下方法将供试品溶液点于薄层板,分别以二氯甲烷-甲醇(9.8∶1.2)、二氯甲烷-甲醇(10∶1)、二氯甲烷-甲醇(10.2∶0.8)为展开剂展开,结果见图 4-15。供试品在与对照品色谱相应位置上显同一颜色斑点,阴性对照色谱图在相对应位置上无斑点,且微调展开剂比例后各薄层板之间无显著差异,表明微调展开剂对牛眼马钱托林碱的薄层鉴别无影响。

展开剂 1:二氯甲烷-甲醇(9.8∶1.2),色谱图 4-15(A)(Rf=0.55)。

展开剂 2:二氯甲烷-甲醇(10∶1),色谱图 4-15(B)(Rf=0.40)。

展开剂 3:二氯甲烷-甲醇(10.2∶0.8),色谱图 4-15(C)(Rf=0.29)。

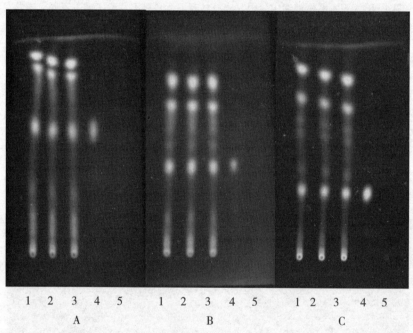

图 4-15 胆木浸膏糖浆中牛眼马钱托林碱薄层鉴别耐用性考察—不同配比展开剂

A.二氯甲烷-甲醇(9.8∶1.2);B.二氯甲烷-甲醇(10∶1);C.二氯甲烷-甲醇(10.2∶0.8)。

1~3:胆木浸膏糖浆样品溶液(20161201,20161202,20161203);4:异常春花苷内酰胺标准溶液对照;5:阴性对照。

5）结果

供试品在与对照品色谱相应位置上（Rf＝0.40），斑点成相同颜色，阴性对照色谱图中相应位置上无斑点，见图4-16。

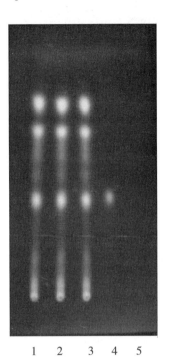

    1   2   3   4   5

图4-16　胆木浸膏糖浆牛眼马钱托林碱薄层鉴别

1～3：胆木浸膏糖浆样品溶液（20161201，
20161202,20161203）；4：异常春花苷内酰胺标准溶液对
照；5：阴性对照。

调点样量，更换不同品牌薄层板，微调展开剂对牛眼马钱托林碱的鉴别无影响，表明该方法的耐用性符合要求。通过对牛眼马钱托林碱薄层色谱法的考察，可以看出该方法的专属性和耐用性均符合要求，适合胆木浸膏糖浆中牛眼马钱托林碱的薄层鉴别。

2.含量测定

（1）实验材料

仪器

Agilent-1260 高效液相色谱仪	美国 Agilent 公司
TG332A 微量分析天平（十万分之一）	湘仪天平仪器厂
KQ5200B 型超声波清洗器	昆山市超声仪器有限公司
RE2000A 旋转蒸发仪	上海亚荣生化仪器厂

SHB-Ⅲ 循环水式多用真空泵	郑州长城科工贸有限公司
G7115A 二极管阵列检测器	美国 Agilent 公司
G7128A 柱温箱	美国 Agilent 公司
LC1260 色谱工作站	美国 Agilent 公司
Sartorius PB-10 pH 计	德国赛多利斯集团
SHB-Ⅲ 循环水式多用真空泵	郑州长城科工贸有限公司

试剂与试药

磷酸(色谱级)	天津市科密欧化学试剂有限公司
乙腈(色谱级)	北京百灵威科技有限公司
纯净水	杭州娃哈哈集团有限公司
甲醇(色谱级)	山东禹王实业有限公司化工分公司
原儿茶酸对照品	成都瑞芬思生物科技有限公司(批号:Y-031-161227;纯度:99.07%)
绿原酸对照品	成都瑞芬思生物科技有限公司(批号:L-007-171216;纯度:99.69%)
马钱苷酸对照品	成都瑞芬思生物科技有限公司(批号:M-008-180102;纯度:99.36%)
隐绿原酸	成都瑞芬思生物科技有限公司(批号:Y-067-180425;纯度:99.57%)
新绿原酸	成都瑞芬思生物科技有限公司(批号:X-014-180410;纯度:99.83%)
獐牙菜苷	宝鸡市辰光生物科技有限公司(批号:20151208;纯度:98%)
短小蛇根草苷	实验室自制(纯度:98.9%)
异长春花苷内酰胺	实验室自制(纯度:99.8%)
喜果苷	实验室自制(纯度:99.1%)

(2)色谱条件与系统适用性试验

色谱柱:迪马钻石(Diamonsil Inspire)C$_{18}$(250 mm×4.6 mm,5 μm)。

流动相:0.10%磷酸水溶液(A)-乙腈(B)。

流速:1.0 mL/min。

检测波长:240 nm。

柱温:30 ℃。

进样体积:10 μL。

梯度洗脱程序如下表4-11。

表4-11　梯度洗脱程序

时间/min	A/%	B/%
0 ~ 10	94 ~ 91	6 ~ 9
10 ~ 25	91	9
25 ~ 30	91 ~ 86	9 ~ 14
30 ~ 40	86 ~ 78	14 ~ 22
40 ~ 45	78	22
45 ~ 50	78 ~ 65	22 ~ 34
50 ~ 60	66	34
60 ~ 65	66 ~ 94	34 ~ 6

系统适用性试验结果显示,各组分与相邻峰之间分离度大于1.5,理论板数、拖尾因子均符合要求。

(3)溶液的制备

1)供试品溶液制备

精密移取 1 mL 胆木糖浆剂,置 5 mL 棕色容量瓶中,以水稀释至刻度,摇匀,用 0.45 μm微孔滤膜过滤,续滤液作为供试品溶液。

2)对照品溶液制备

取原儿茶酸、新绿原酸、马钱苷酸、绿原酸、隐绿原酸、獐牙菜苷、短小蛇根草苷、异长春花苷内酰胺、喜果苷对照品适量,精密称定,分别置于 5 mL 量瓶,用体积分数为 10%甲醇溶解并稀释至刻度,配制成质量浓度分别为 862.0,378.0,770.0,392.0,433.0,398.0, 420.0,2428,207.2 μg/mL 的混合对照品储备液,4 ℃保存,备用。

(4)方法学验证

1)专属性

按"(3)溶液的制备"项下方法制备对照品溶液和供试品溶液,按"(2)色谱条件与系统适用性试验"项下色谱条件进样分析,色谱图如图4-17所示。结果表明,供试品色谱峰与对照品色谱峰的保留时间一致,且指标成分在各自对应的位置无干扰,表明该方法专属性良好。

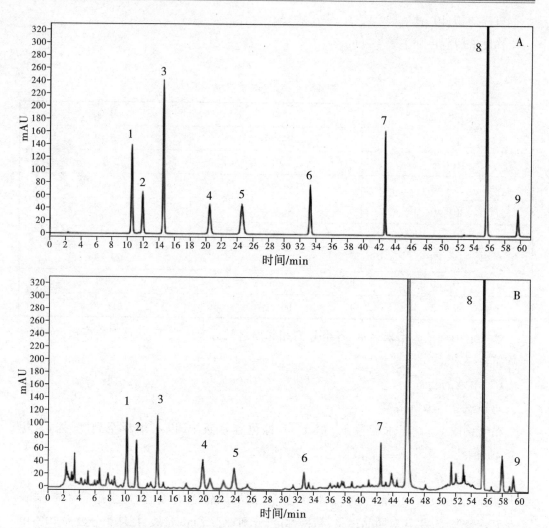

图4-17 高效液相色谱9种组分的对照品溶液图谱(A),高效液相色谱样品溶液图谱(B)

色谱峰:1 为原儿茶酸、2 为新绿原酸、3 为马钱苷酸、4 为绿原酸、5 为隐绿原酸、6 为獐牙菜苷、7 为短小蛇根草苷、8 为异长春花苷内酰胺、9 为喜果苷。

2)灵敏度

将对照品溶液逐级稀释,按"2.含量测定项下(2)色谱条件与系统适用性试验"项下色谱条件进样分析,计算各物质定量限(信噪比为 10:1)及检测限(信噪比为 3:1),结果见表4-12。

表4-12　检测方法灵敏度测试结果(9 组分)

成分	LOQ 定量限/(μg/mL)	LOD 检测限/(μg/mL)
原儿茶酸	0.125	0.0431
新绿原酸	0.189	0.126
马钱苷酸	0.0770	0.0385
绿原酸	0.196	0.131
隐绿原酸	0.289	0.144
獐牙菜苷	0.133	0.0663
短小蛇根草苷	0.105	0.0700
异长春花苷内酰胺	0.0976	0.0121
喜果苷	0.138	0.0518

3)线性与范围

分别精密吸取上述混合对照品储备液 0.1 mL、0.2 mL、0.4 mL、0.8 mL、1.6 mL,置 5 mL 量瓶中,用 10% 甲醇稀释至刻度,摇匀,即得系列浓度的混合对照品溶液。分别取上述溶液进样分析,以对照品的浓度(X,μg/mL)为横坐标,峰面积(Y)为纵坐标绘制标准曲线,得各物质的标准曲线。结果见表4-13。

表4-13　检测方法的线性与范围测试结果(9 组分)

成分	标准曲线	R	线性范围/(μg/mL)
原儿茶酸	Y=13.90X−2.147	1.000	17.24 ~ 275.8
新绿原酸	Y=15.16X−5.800	1.000	7.560 ~ 121.0
马钱苷酸	Y=23.08X−5.234	1.000	15.40 ~ 246.4
绿原酸	Y=16.80X−7.700	1.000	7.840 ~ 125.4
隐绿原酸	Y=19.54X−3.029	1.000	8.660 ~ 138.56
獐牙菜苷	Y=16.48X−1.472	1.000	7.960 ~ 127.4
短小蛇根草苷	Y=19.89X−3.673	1.000	8.400 ~ 134.4
异长春花苷内酰胺	Y=20.67X−27.45	0.9999	48.56 ~ 777.0
V 喜果苷	Y=26.99X−37.18	0.9999	4.144 ~ 66.30

4)精密度试验

取混合对照品溶液,按"2.含量测定项下(2)色谱条件与系统适用性试验"项下色谱条件重复进样 6 次,计算原儿茶酸、新绿原酸、马钱苷酸、绿原酸、隐绿原酸、獐牙菜苷、短小蛇根草苷、异长春花苷内酰胺、喜果苷峰面积的 RSD 值分别为 0.55%、1.2%、0.34%、0.44%、0.21%、0.23%、0.23%、0.22%、0.67%,结果表明仪器精密度良好。

5)重复性试验

精密量取胆木糖浆剂(20170101)6 份,每份 1 mL。按"3.指纹图谱"项下 1)供试品溶液制备项下供试品溶液制备方法平行制备 6 份供试品溶液,按"2.含量测定项下 2)色谱条件与系统适用性试验"项下色谱条件进样分析,测得峰面积,计算 9 种成分的含量,原儿茶酸、新绿原酸、马钱苷酸、绿原酸、隐绿原酸、獐牙菜苷、短小蛇根草苷、异长春花苷内酰胺、喜果苷的含量 RSD 值分别为 0.35%、1.1%、1.7%、0.84%、1.5%、1.5%、1.7%、1.4%、1.3%,结果表明方法的重复性良好。

6)加样回收率试验

精密量取已知含量的胆木糖浆剂(20170101)6 份,每份 0.5 mL。分别加入一定质量浓度的混合对照品溶液(约相当于胆木糖浆剂中各成分原有质量的 100%),按"3.指纹图谱项下 1)供试品溶液制备"项下方法制备供试品溶液,并按"2.含量测定项下(2)色谱条件与系统适用性试验"项下色谱条件进行分析,记录色谱图,计算回收率,结果见表 4-14。

表 4-14　s 检测方法的回收率测试结果(9 组分)(n=6)

成分	已知含量/μg	加入含量/μg	结果/μg	平均回收率/%	RSD/%
原儿茶酸	238.8	243.8	478.4	99.6	1.2
	238.8	243.8	480.6		
	238.8	243.8	478.7		
	238.8	243.8	485.6		
	238.8	243.8	484.4		
	238.8	243.8	482.2		
新绿原酸	155.3	147.0	312.3	106.3	0.24
	155.3	147.0	312.2		
	155.3	147.0	312.5		
	155.3	147.0	311.4		
	155.3	147.0	311.7		
	155.3	147.0	312.1		

续表 4-14

成分	已知含量/μg	加入含量/μg	结果/μg	平均回收率/%	RSD/%
马钱苷酸	144.8	149.2	295.1	100.1	0.61
	144.8	149.2	294.0		
	144.8	149.2	293.2		
	144.8	149.2	293.1		
	144.8	149.2	295.0		
	144.8	149.2	294.3		
绿原酸	129.3	132.3	264.0	102.0	1.0
	129.3	132.3	264.8		
	129.3	132.3	264.7		
	129.3	132.3	263.5		
	129.3	132.3	262.2		
	129.3	132.3	266.2		
隐绿原酸	88.87	82.24	169.3	98.2	0.74
	88.87	82.24	169.0		
	88.87	82.24	170.6		
	88.87	82.24	169.6		
	88.87	82.24	168.7		
	88.87	82.24	169.7		
獐牙菜苷	57.16	47.60	104.1	100.0	1.3
	57.16	47.60	105.1		
	57.16	47.60	105.1		
	57.16	47.60	105.8		
	57.16	47.60	104.6		
	57.16	47.60	103.8		
短小蛇根草苷	62.73	58.24	119.8	99.2	1.1
	62.73	58.24	120.5		
	62.73	58.24	120.9		
	62.73	58.24	120.8		
	62.73	58.24	121.3		
	62.73	58.24	119.6		

续表 4-14

成分	已知含量/μg	加入含量/μg	结果/μg	平均回收率/%	RSD/%
异长春花苷内酰胺	883.2	975.5	1863	100.6	1.7
	883.2	975.5	1849		
	883.2	975.5	1857		
	883.2	975.5	1888		
	883.2	975.5	1878		
	883.2	975.5	1851		
喜果苷	29.22	25.90	55.63	101.2	1.9
	29.22	25.90	55.63		
	29.22	25.90	55.53		
	29.22	25.90	56.33		
	29.22	25.90	54.88		
	29.22	25.90	54.85		

7）稳定性试验

取同一份供试品溶液,室温放置,按"2.含量测定(2)色谱条件与系统适用性试验"项下色谱条件,分别于 0 h、2 h、4 h、6 h、8 h、24 h 进样分析,计算原儿茶酸、新绿原酸、马钱苷酸、绿原酸、隐绿原酸、獐牙菜苷、短小蛇根草苷、异长春花苷内酰胺和喜果苷峰面积 RSD 值分别为 0.81%、1.7%、1.2%、0.60%、0.63%、0.85%、1.3%、0.88% 和 0.99%。表明胆木浸膏糖浆剂供试品溶液在室温下 24 h 内稳定。

8）耐用性考察

分别从色谱柱品牌、磷酸的加入量和柱温 3 个方面对该色谱条件的耐用性进行考察。结果表明:①采用 Diamonsil C$_{18}$(2),5 μm 250 mm×4.6 mm 色谱柱、Phenomenex C$_{18}$,5 μm 250 mm×4.6 mm 色谱柱、Diamonsil C$_{18}$,5 μm 200 mm×4.6 mm 色谱柱;②酸的加入量范围为 0.08%~1.02% 磷酸水溶液;③柱温范围为 28~32 ℃,系统适用性试验均符合要求,该色谱条件耐用性良好。

(5)样品含量测定

取 20 批次胆木糖浆剂样品,按"3.指纹图谱 1)供试品溶液制备项下平行制备供试品溶液,并按"2.含量测定项下(2)色谱条件与系统适用性试验"项下色谱条件进行分析,计算原儿茶酸、新绿原酸、马钱苷酸、绿原酸、隐绿原酸、獐牙菜苷、短小蛇根草苷、异长春花苷内酰胺、喜果苷含量,结果见表 4-15。

表4-15　样品中9组分的含量测定结果（μg/mL，$\bar{x}\pm s$，$n=3$）

编号	原儿茶酸	新绿原酸	马钱苷酸	绿原酸	隐绿原酸	獐牙菜苷	短小蛇根草苷	异长春花苷内酰胺	喜果苷
S1	373.2±4.2	356.2±4.3	376.0±1.0	294.9±2.6	201.1±0.7	55.2±0.3	113.3±1.2	1830.6±33.5	52.0±0.1
S2	533.2±0.3	433.3±0.8	432.3±0.4	362.5±0.4	241.8±1.1	63.6±0.8	128.3±0.6	2037.8±6.8	68.6±0.8
S3	673.1±1.0	313.4±1.1	373.9±2.9	266.3±0	178.8±3.0	108.8±0.5	177.3±1.8	2483.7±6.3	72.8±1.1
S4	317.5±4.0	273.7±1.8	212.5±2.0	227.7±0.2	152.5±0.1	103.8±0.7	179.4±2.1	2194.5±4.3	63.9±0.4
S5	477.6±0.8	310.6±1.0	289.6±3.2	258.5±0.8	177.7±1.2	114.3±1.7	125.5±1.9	1766.4±20.9	58.4±1.0
S6	407.5±0.2	264.9±0.2	258.6±2.0	221±0.2	147.8±0.9	122.7±1.2	127.2±0.2	1909.3±0.7	67.9±0.6
S7	516.3±1.4	247.8±0.3	217.9±1.0	206.4±1.3	137.3±1.1	132.5±1.8	130.2±0.6	1920.9±0.7	63.5±0.7
S8	410.3±0.5	216.4±1.0	224.5±0.3	185.7±0.3	119.9±0.5	85.0±1.3	160.5±2.2	2408.1±3.9	72.5±0.7
S9	256.6±0.8	158.8±0.3	199.0±0.2	142.5±0.9	88.2±1.1	99.0±0.8	164.3±0.8	2229.8±6.9	87.0±0.9
S10	250.7±0.9	95.0±0.1	111.3±0.3	91.7±0.1	50.2±0.3	74.8±0.5	180.0±0.4	2202.6±2.4	58.8±0.3
S11	437.8±1.0	276.1±0.8	341.9±0.5	230.7±1.0	161.1±0.4	115.2±1.1	172.1±0.6	2655.8±5.0	64.9±0.5
S12	373.3±1.1	46.2±0.4	99.3±0.5	43.4±0.5	46.0±0.3	42.6±0.5	220.4±3.5	2095.7±4.0	69.8±0.1
S13	133.8±0.6	222.0±1.6	148.6±0.6	186.1±0.9	119.9±1.5	134.3±1.4	162.0±1.1	1991.9±4.5	54.7±0.3
S14	253.3±2.3	240.9±2.1	217.1±1.0	204.4±2.5	134.6±1.1	130.0±0.6	183.0±2.3	2235.9±11.4	62.6±0.3
S15	349.4±1.4	297.5±0.7	169.6±2.2	252.6±1.0	163.9±0.7	88.2±0.2	160.4±2.2	2210.3±2.2	53.5±0.2
S16	293.7±3.8	282.6±1.9	245.9±3.4	245.7±1.6	154.6±2.3	100.2±0.5	166.2±0.7	2340.8±14.2	60.8±0.6
S17	519.2±9.0	247.7±0.4	181±2.5	214.7±1.9	134.4±1.8	128.8±0.2	170.2±2.5	1992.3±5.1	58.1±0.3
S18	222.4±2.0	42.2±0.2	126.6±1.6	46.9±0.4	37.7±0.2	55.4±0.9	253.3±2	2102.0±1.9	63.6±0.5
S19	636.5±2.5	145.1±0.4	120.3±0.3	115.8±0.9	77.1±0.4	98.9±0.1	210.0±2.2	1875.5±2.1	69.3±0.4
S20	333.7±0.3	256.7±1.1	402.5±0.5	225.8±1.5	142.2±0.3	125.6±1.1	145.0±0.4	1532.5±3.0	68.5±0.3

结果表明，使用HPLC法同时测定胆木浸膏糖浆剂中原儿茶酸、新绿原酸、马钱苷酸、绿原酸、隐绿原酸、獐牙菜苷、短小蛇根草苷、异长春花苷内酰胺和喜果苷9种指标成分的含量，方法快速、简单，具有良好的专属性、重复性和稳定性。

3.指纹图谱

（1）实验材料

1）仪器

Agilent-1260 高效液相色谱仪	美国 Agilent 公司
TG332A 微量分析天平（十万分之一）	湘仪天平仪器厂
KQ5200B 型超声波清洗器	昆山市超声仪器有限公司

RE2000A 旋转蒸发仪	上海亚荣生化仪器厂
SHB–Ⅲ 循环水式多用真空泵	郑州长城科工贸有限公司
G7115A 二极管阵列检测器	美国 Agilent 公司
G7128A 柱温箱	美国 Agilent 公司
LC1260 色谱工作站	美国 Agilent 公司
Sartorius PB–10 pH 计	德国赛多利斯集团
SHB–Ⅲ 循环水式多用真空泵	郑州长城科工贸有限公司

2）试剂与试药

磷酸（色谱级）	天津市科密欧化学试剂有限公司
乙腈（色谱级）	北京百灵威科技有限公司
纯净水	杭州娃哈哈集团有限公司
甲醇（色谱级）	山东禹王实业有限公司化工分公司
原儿茶酸对照品	成都瑞芬思生物科技有限公司（批号：Y–031–161227；纯度：99.07%）
绿原酸对照品	成都瑞芬思生物科技有限公司（批号：L–007–171216；纯度：99.69%）
马钱苷酸对照品	成都瑞芬思生物科技有限公司（批号：M–008–180102；纯度：99.36%）
隐绿原酸	成都瑞芬思生物科技有限公司（批号：Y–067–180425；纯度：99.57%）
新绿原酸	成都瑞芬思生物科技有限公司（批号：X–014–180410；纯度：99.83%）
獐牙菜苷	宝鸡市辰光生物科技有限公司（批号：20151208；纯度：98%）
短小蛇根草苷	实验室自制（纯度：98.9%）
异长春花苷内酰胺	实验室自制（纯度：99.8%）
喜果苷	实验室自制（纯度：99.1%）

（2）色谱条件与系统适用性试验

色谱柱：Diamonsil Inspire C_{18}（250 mm×4.6 mm，5 μm）。

流动相：0.1%磷酸水溶液（A）–乙腈（B）。

流速：1.0 mL/min。

检测波长：240 nm。

柱温:30 ℃。

进样体积:10 μL。

梯度洗脱程序如下表4-16:

表4-16　梯度洗脱程序

时间/min	A/%	B/%
0~10	94~91	6~9
10~25	91	9
25~30	91~86	9~14
30~40	86~78	14~22
40~45	78	22
45~50	78~65	22~34
50~60	66	34
60~65	66~94	34~6

　　系统适用性试验结果显示,共有峰的分离度均大于1.2,理论板数、拖尾因子、重复性均符合要求。

　　(3)溶液的制备

　　1)供试品溶液制备

　　精密量取1 mL胆木糖浆剂,置于5 mL量瓶中,以水稀释至刻度,摇匀,用0.45 μm微孔滤膜过滤,续滤液作为供试品溶液。

　　2)对照品溶液制备

　　取原儿茶酸、新绿原酸、马钱苷酸、绿原酸、隐绿原酸、獐牙菜苷、短小蛇根草苷、异长春花苷内酰胺、喜果苷对照品适量,精密称定,分别置于5 mL量瓶,用体积分数为10%甲醇溶解并稀释至刻度,配制成质量浓度分别为862.0、378.0、770.0、392.0、433.0、398.0、420.0、2428、207.2 μg/mL的混合对照品储备液,4 ℃保存,备用。

　　(4)方法学验证

　　1)内参照峰的选择

　　取"3.指纹图谱项下(3)溶液的制备中"制备的供试品溶液,按"3.指纹图谱项下(2)色谱条件与系统适用性试验"项下色谱条件进样,记录色谱图4-18。

　　根据图4-18可以看出24号峰,在图谱中所占的比例较大且稳定,与相邻色谱峰的分离度良好,符合内参照峰要求,因此选择其为胆木浸膏糖浆剂HPLC指纹图谱的内参照峰。以24号峰内参照峰,分别计算相对保留时间(RRT)与相对峰面积(RPA),并以RRT与RPA为指标评价方法学验证结果。

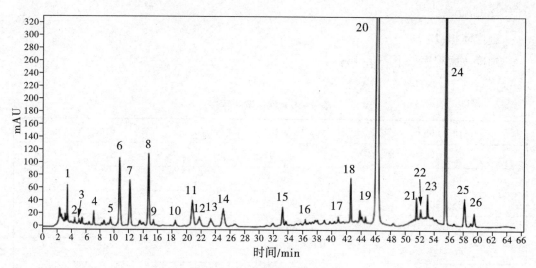

图 4-18 样品溶液检测图谱

2）精密度

量取胆木浸膏糖浆剂（批号 20170101）1 mL，按"3. 指纹图谱项下（3）溶液的制备项下 1）供试品溶液制备"项下方法制备供试品溶液，按照"3. 指纹图谱项下（2）色谱条件与系统适用性试验"项下色谱条件重复进样 6 次，记录色谱图。结果表明各共有峰的相对保留时间 RSD 均不大于 1.1%，相对峰面积 RSD 均不大于 2.7%，符合指纹图谱技术要求，相对保留时间见表 4-17，相对峰面积见表 4-18。

表 4-17　指纹图谱检测方法验证的精密度测试—色谱峰的相对保留时间检测结果（ n=6）

序号	1	2	3	4	5	6	平均值	RSD/%
1	0.064	0.064	0.064	0.064	0.064	0.064	0.064	0.10
2	0.078	0.08	0.08	0.08	0.08	0.079	0.08	1.1
3	0.088	0.089	0.089	0.089	0.09	0.089	0.089	0.72
4	0.121	0.122	0.121	0.122	0.124	0.123	0.123	0.85
5	0.158	0.159	0.157	0.16	0.159	0.16	0.159	0.76
6	0.185	0.187	0.186	0.187	0.186	0.187	0.186	0.35
7	0.208	0.209	0.208	0.21	0.209	0.21	0.209	0.50
8	0.255	0.256	0.255	0.257	0.256	0.258	0.256	0.46
9	0.269	0.271	0.27	0.272	0.271	0.273	0.271	0.45
10	0.322	0.324	0.323	0.324	0.324	0.325	0.324	0.30
11	0.36	0.361	0.36	0.36	0.36	0.361	0.36	0.14

续表 4-17

序号	1	2	3	4	5	6	平均值	RSD/%
12	0.377	0.378	0.377	0.377	0.377	0.378	0.377	0.18
13	0.409	0.411	0.409	0.408	0.409	0.41	0.409	0.25
14	0.432	0.435	0.434	0.431	0.431	0.433	0.433	0.35
15	0.593	0.594	0.594	0.592	0.593	0.594	0.593	0.14
16	0.652	0.653	0.652	0.651	0.651	0.652	0.652	0.12
17	0.74	0.739	0.739	0.739	0.739	0.739	0.739	0.038
18	0.766	0.767	0.766	0.766	0.767	0.767	0.767	0.021
19	0.803	0.803	0.803	0.803	0.804	0.804	0.803	0.019
20	0.826	0.827	0.827	0.827	0.826	0.827	0.827	0.044
21	0.928	0.928	0.928	0.928	0.928	0.928	0.928	0.012
22	0.939	0.939	0.939	0.939	0.939	0.939	0.939	0.010
23	0.955	0.956	0.956	0.956	0.956	0.955	0.956	0.0070
24	1	1	1	1	1	1	1	0.030
25	1.045	1.045	1.045	1.045	1.045	1.045	1.045	0.011
26	1.071	1.071	1.071	1.071	1.071	1.071	1.071	0.010

表 4-18　指纹图谱检测方法验证的精密度测试—色谱峰的相对峰面积检测结果（$n=6$）

序号	1	2	3	4	5	6	平均值	RSD/%
1	0.029	0.03	0.029	0.03	0.03	0.03	0.03	2.0
2	0.01	0.01	0.01	0.009	0.009	0.01	0.01	2.0
3	0.007	0.007	0.007	0.007	0.007	0.007	0.007	1.9
4	0.025	0.024	0.024	0.024	0.024	0.024	0.024	1.5
5	0.019	0.019	0.019	0.019	0.019	0.019	0.019	1.2
6	0.172	0.174	0.185	0.175	0.175	0.173	0.176	2.7
7	0.122	0.123	0.122	0.123	0.123	0.123	0.123	0.35
8	0.17	0.173	0.172	0.173	0.172	0.173	0.172	0.49
9	0.012	0.012	0.011	0.011	0.011	0.012	0.011	1.8
10	0.015	0.015	0.016	0.015	0.015	0.015	0.015	2.7
11	0.114	0.115	0.115	0.115	0.115	0.114	0.115	0.36
12	0.047	0.048	0.048	0.048	0.048	0.048	0.048	0.77

续表 4-18

序号	1	2	3	4	5	6	平均值	RSD/%
13	0.036	0.036	0.036	0.037	0.037	0.037	0.037	1.4
14	0.089	0.09	0.089	0.09	0.09	0.09	0.09	0.45
15	0.047	0.048	0.048	0.048	0.048	0.048	0.048	0.74
16	0.01	0.01	0.01	0.011	0.011	0.011	0.011	1.9
17	0.008	0.008	0.008	0.008	0.008	0.008	0.008	1.7
18	0.07	0.069	0.069	0.069	0.07	0.07	0.069	0.96
19	0.008	0.008	0.008	0.008	0.008	0.008	0.008	2.1
20	1.673	1.684	1.685	1.687	1.688	1.685	1.683	0.32
21	0.029	0.03	0.03	0.03	0.03	0.03	0.03	0.58
22	0.014	0.014	0.014	0.014	0.014	0.014	0.014	1.6
23	0.022	0.022	0.022	0.021	0.021	0.021	0.021	1.5
24	1	1	1	1	1	1	1	0
25	0.097	0.096	0.096	0.096	0.096	0.095	0.096	0.56
26	0.039	0.038	0.037	0.038	0.037	0.038	0.038	2.3

3）重复性试验

量取胆木浸膏糖浆剂（批号 20170101）1 mL，按"3.指纹图谱项下（3）溶液的制备"项下方法平行制备供试品溶液 6 份，按照"3.指纹图谱项下（2）色谱条件与系统适用性试验"项下色谱条件重复进样分析，记录色谱图。共有峰的相对保留时间 RSD 均不大于 0.76%，相对峰面积 RSD 均不大于 2.8%，符合指纹图谱技术要求，相对保留时间见表 4-19，相对峰面积见表 4-20。

表 4-19　指纹图谱检测方法验证的重复性测试—色谱峰的相对保留时间检测结果（$n=6$）

序号	1	2	3	4	5	6	平均值	RSD/%
1	0.064	0.064	0.064	0.064	0.064	0.064	0.064	0.081
2	0.08	0.081	0.08	0.081	0.08	0.08	0.08	0.45
3	0.09	0.091	0.09	0.089	0.09	0.091	0.09	0.74
4	0.123	0.125	0.124	0.123	0.124	0.125	0.124	0.69
5	0.163	0.164	0.165	0.162	0.164	0.166	0.164	0.76
6	0.188	0.188	0.189	0.188	0.189	0.19	0.189	0.44
7	0.212	0.212	0.213	0.211	0.212	0.214	0.212	0.54

续表 4-19

序号	1	2	3	4	5	6	平均值	RSD/%
8	0.258	0.258	0.259	0.258	0.258	0.26	0.259	0.40
9	0.273	0.273	0.274	0.272	0.273	0.275	0.273	0.34
10	0.324	0.326	0.326	0.325	0.326	0.328	0.326	0.35
11	0.361	0.363	0.364	0.361	0.363	0.365	0.363	0.43
12	0.377	0.379	0.38	0.378	0.38	0.381	0.379	0.40
13	0.409	0.411	0.412	0.41	0.411	0.413	0.411	0.37
14	0.432	0.434	0.436	0.434	0.436	0.438	0.435	0.47
15	0.593	0.594	0.595	0.594	0.595	0.595	0.594	0.17
16	0.651	0.652	0.654	0.653	0.653	0.653	0.653	0.17
17	0.741	0.741	0.74	0.741	0.741	0.741	0.741	0.037
18	0.766	0.766	0.766	0.766	0.766	0.767	0.766	0.045
19	0.803	0.803	0.803	0.803	0.803	0.803	0.803	0.043
20	0.826	0.826	0.827	0.827	0.827	0.828	0.827	0.082
21	0.928	0.928	0.928	0.928	0.928	0.928	0.928	0.020
22	0.939	0.939	0.939	0.939	0.939	0.939	0.939	0.017
23	0.955	0.955	0.956	0.956	0.956	0.956	0.956	0.016
24	1	1	1	1	1	1	1	0
25	1.045	1.045	1.045	1.045	1.045	1.046	1.045	0.024
26	1.071	1.071	1.07	1.071	1.07	1.07	1.071	0.035

表 4-20 指纹图谱检测方法验证的重复性测试—色谱峰的相对峰面积检测结果（n=6）

序号	1	2	3	4	5	6	平均值	RSD/%
1	0.029	0.03	0.031	0.029	0.03	0.029	0.03	2.5
2	0.01	0.01	0.01	0.01	0.01	0.01	0.01	1.3
3	0.007	0.007	0.007	0.007	0.007	0.007	0.007	1.7
4	0.025	0.025	0.025	0.026	0.026	0.025	0.025	2.6
5	0.019	0.019	0.019	0.019	0.02	0.019	0.019	2.0
6	0.183	0.186	0.181	0.185	0.188	0.184	0.185	1.3
7	0.131	0.133	0.13	0.133	0.134	0.132	0.132	1.1
8	0.177	0.182	0.178	0.179	0.184	0.182	0.18	1.4

续表 4-20

序号	1	2	3	4	5	6	平均值	RSD/%
9	0.015	0.016	0.015	0.015	0.016	0.015	0.015	2.6
10	0.017	0.017	0.016	0.017	0.017	0.017	0.017	1.1
11	0.118	0.12	0.118	0.121	0.121	0.12	0.119	1.1
12	0.049	0.05	0.049	0.05	0.051	0.05	0.05	1.2
13	0.033	0.033	0.033	0.032	0.033	0.032	0.033	1.1
14	0.09	0.09	0.089	0.088	0.091	0.089	0.089	1.0
15	0.051	0.052	0.052	0.052	0.053	0.052	0.052	1.5
16	0.01	0.011	0.01	0.011	0.011	0.01	0.011	2.3
17	0.01	0.011	0.011	0.01	0.011	0.011	0.011	2.2
18	0.072	0.072	0.071	0.074	0.073	0.072	0.072	1.4
19	0.007	0.007	0.008	0.008	0.008	0.008	0.007	2.3
20	1.748	1.779	1.735	1.769	1.788	1.772	1.765	1.1
21	0.029	0.029	0.028	0.03	0.029	0.029	0.029	1.7
22	0.012	0.012	0.012	0.012	0.012	0.012	0.012	2.1
23	0.024	0.026	0.025	0.025	0.025	0.025	0.025	1.8
24	1	1	1	1	1	1	1	0
25	0.096	0.091	0.096	0.091	0.092	0.094	0.093	2.6
26	0.038	0.036	0.037	0.038	0.036	0.036	0.037	2.8

4）稳定性试验

量取胆木浸膏糖浆（批号:20170101）1 mL,按"3.指纹图谱项下（3）溶液的制备"项下方法制备供试品溶液,室温下放置,分别于 0 h、2 h、4 h、6 h、8 h、24 h 按"3.指纹图谱项下（2）色谱条件与系统适用性试验"项下色谱条件进样分析,记录色谱图。各共有峰的相对保留时间 RSD 值均不大于 1.2%,相对峰面积 RSD 均不大于 2.9%,样品在 24 h 内稳定。相对保留时间见表 4-21,相对峰面积见表 4-22。

表 4-21 指纹图谱检测方法验证的稳定性测试—色谱峰的相对保留时间检测结果

序号	0 h	2 h	4 h	6 h	8 h	24 h	平均值	RSD/%
1	0.063	0.064	0.064	0.064	0.064	0.064	0.064	0.26
2	0.081	0.081	0.081	0.082	0.081	0.081	0.081	0.77
3	0.092	0.091	0.092	0.092	0.092	0.092	0.092	0.48

续表 4-21

序号	0 h	2 h	4 h	6 h	8 h	24 h	平均值	RSD/%
4	0.127	0.127	0.127	0.128	0.128	0.128	0.128	0.32
5	0.163	0.165	0.166	0.168	0.168	0.167	0.166	1.2
6	0.186	0.19	0.191	0.191	0.191	0.19	0.19	1.0
7	0.209	0.213	0.216	0.216	0.216	0.214	0.214	1.2
8	0.257	0.26	0.263	0.263	0.263	0.261	0.261	0.90
9	0.271	0.275	0.277	0.277	0.277	0.276	0.275	0.94
10	0.322	0.328	0.329	0.33	0.33	0.327	0.328	0.90
11	0.359	0.365	0.366	0.367	0.366	0.362	0.364	0.86
12	0.376	0.382	0.383	0.385	0.384	0.38	0.382	0.83
13	0.408	0.415	0.416	0.417	0.417	0.412	0.414	0.84
14	0.431	0.437	0.438	0.439	0.439	0.433	0.436	0.84
15	0.592	0.596	0.597	0.597	0.598	0.594	0.596	0.33
16	0.669	0.653	0.653	0.654	0.654	0.652	0.656	1.0
17	0.744	0.743	0.742	0.742	0.742	0.743	0.743	0.14
18	0.766	0.766	0.767	0.767	0.767	0.767	0.767	0.062
19	0.803	0.803	0.804	0.804	0.804	0.804	0.804	0.054
20	0.826	0.827	0.828	0.828	0.828	0.826	0.827	0.12
21	0.928	0.928	0.928	0.928	0.928	0.928	0.928	0.018
22	0.939	0.939	0.939	0.939	0.939	0.939	0.939	0.013
23	0.956	0.955	0.956	0.956	0.956	0.956	0.956	0.011
24	1	1	1	1	1	1	1	0
25	1.045	1.045	1.045	1.045	1.045	1.044	1.045	0.036
26	1.07	1.071	1.071	1.071	1.071	1.071	1.071	0.022

表 4-22 指纹图谱检测方法验证的稳定性测试—色谱峰的相对峰面积检测结果

序号	0 h	2 h	4 h	6 h	8 h	24 h	平均值	RSD/%
1	0.029	0.028	0.031	0.029	0.03	0.03	0.029	2.7
2	0.009	0.009	0.009	0.009	0.009	0.009	0.009	1.7
3	0.007	0.007	0.007	0.007	0.007	0.007	0.007	2.5
4	0.026	0.026	0.024	0.025	0.025	0.025	0.025	1.9

续表 4-22

序号	0 h	2 h	4 h	6 h	8 h	24 h	平均值	RSD/%
5	0.017	0.018	0.018	0.018	0.018	0.018	0.018	2.7
6	0.184	0.189	0.188	0.188	0.192	0.191	0.189	1.5
7	0.134	0.136	0.135	0.134	0.136	0.134	0.135	0.80
8	0.189	0.186	0.185	0.185	0.184	0.187	0.186	1.0
9	0.015	0.014	0.014	0.014	0.014	0.014	0.014	2.6
10	0.015	0.016	0.016	0.016	0.016	0.016	0.016	2.3
11	0.121	0.125	0.124	0.123	0.126	0.122	0.123	1.3
12	0.049	0.051	0.051	0.051	0.052	0.052	0.051	2.2
13	0.033	0.033	0.034	0.034	0.034	0.035	0.034	1.3
14	0.096	0.097	0.099	0.095	0.099	0.096	0.097	1.7
15	0.051	0.053	0.052	0.052	0.051	0.05	0.051	2.4
16	0.007	0.007	0.007	0.007	0.007	0.007	0.007	2.9
17	0.009	0.01	0.01	0.009	0.01	0.01	0.01	2.4
18	0.071	0.073	0.075	0.072	0.073	0.074	0.073	2.0
19	0.008	0.008	0.008	0.008	0.008	0.008	0.008	2.6
20	1.781	1.818	1.805	1.806	1.834	1.827	1.812	1.0
21	0.031	0.032	0.032	0.032	0.033	0.033	0.032	2.1
22	0.014	0.015	0.015	0.014	0.015	0.015	0.014	2.5
23	0.027	0.028	0.027	0.027	0.027	0.028	0.027	1.3
24	1	1	1	1	1	1	1	0
25	0.082	0.084	0.08	0.083	0.084	0.082	0.082	1.6
26	0.031	0.029	0.03	0.03	0.03	0.031	0.03	2.8

（5）指纹图谱的测定与质量评价

1）指纹图谱的测定

取 20 批胆木浸膏糖浆剂样品（样品及编号见表 4-23），按"3.指纹图谱项下（3）溶液的制备"项下方法制备供试品溶液，按"3.指纹图谱项下（2）色谱条件与系统适用性试验"项下色谱条件进样分析，记录色谱图。

表4-23　s20批样品及其批号

编号	批号	编号	批号
S1	20161201	S11	12171102
S2	20161202	S12	13171001
S3	20161203	S13	12180101
S4	20161204	S14	12180102
S5	20170101	S15	13180101
S6	20170102	S16	13180102
S7	20170103	S17	13180103
S8	20170506	S18	13171102
S9	20170603	S19	13170903
S10	20171002	S20	11180307

2）共有峰的确定与归属

20批不同批号胆木浸膏糖浆剂指纹图谱见图4-19。标定出26个共有峰,生成对照图谱,见图4-20。取对照品溶液,按"3.指纹图谱项下(2)色谱条件与系统适用性试验"项下色谱条件进样分析,记录色谱图见图4-21。通过保留时间和紫外光谱图分析指认出9种成分,其中6、7、8、11、14、15、18、24和26号峰分别为原儿茶酸、新绿原酸、马钱苷酸、绿原酸、隐绿原酸、獐牙菜苷、短小蛇根草苷、异长春花苷内酰胺和喜果苷。

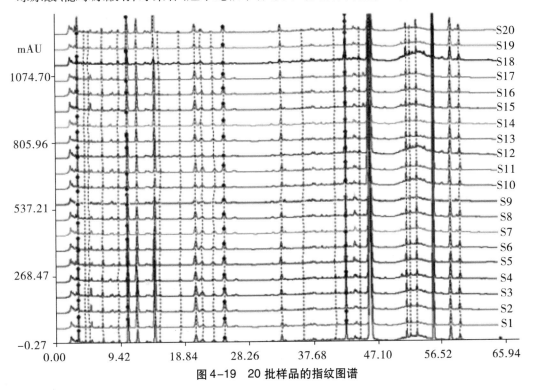

图4-19　20批样品的指纹图谱

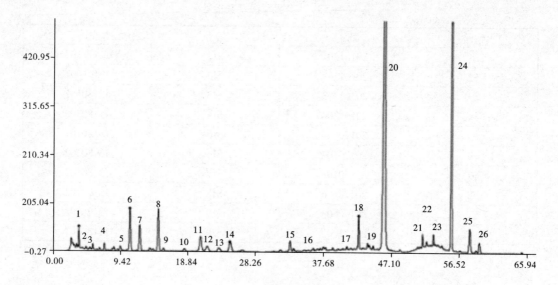

图4-20 对照指纹图谱

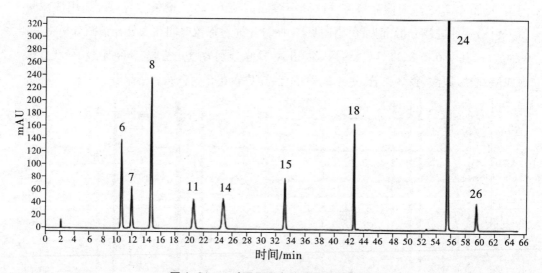

图4-21 s对照品混合溶液的指纹图谱

3）相似度计算

从20批样品中随机选取10批（批号分别为：20161201，20161202，20170101，20170102，20170103，12180101，13180103，13171102，13170903，11180307），采用"中药色谱指纹图谱相似度评价系统（2004年版）"进行相似度计算,结果表明各个指纹图谱与对照指纹图谱的相似度均大于0.98,结果见表4-24。20批样品无显著差别,工艺稳定。

表 4-24 s 相似度分析结果

编号	批号	相似度
S1	20161201	0.997
S2	20161202	0.995
S3	20161203	0.990
S4	20161204	0.997
S5	20170101	0.998
S6	20170102	0.999
S7	20170103	0.999
S8	20170506	0.995
S9	20170603	0.997
S10	20171002	0.996
S11	12171102	0.982
S12	13171001	0.997
S13	12180101	0.996
S14	12180102	0.993
S15	13180101	0.996
S16	13180102	0.995
S17	13180103	0.999
S18	13171102	0.995
S19	13170903	0.998
S20	11180307	0.994

胆木浸膏糖浆剂 HPLC 指纹图谱分析方法,对 20 批胆木浸膏糖浆剂进行分析。采用中药色谱指纹图谱相似度评价软件系统 A 版建立共有模式,生成对照指纹图谱,确定原儿茶酸、新绿原酸、马钱苷酸、绿原酸、隐绿原酸、獐牙菜苷、短小蛇根草苷、异长春花苷内酰胺和喜果苷等 26 个共有峰,将 20 批胆木浸膏糖浆指纹图谱与对照指纹图谱进行比较。各个指纹图谱与对照指纹图谱的相似度均大于 0.98,20 批样品无显著差别,工艺稳定,方法可行。

参考文献

［1］广州部队后勤部卫生部编.常用中草药手册［M］.北京:人民卫生出版社,1969.

［2］全国中草药汇编编写组编.全国中草药汇编(上册)［M］.北京:人民卫生出版社,1996.

［3］国家药典委员会.中华人民共和国药典:一部［S］.北京:人民卫生出版社.1977:424.

［4］海南省食品药品监督管理局.海南省中药材标准(第一册)［S］.海口:南海出版公司.2011:39-42.

［5］范龙.胆木叶的化学成分研究［D］.广州:暨南大学,2010.

［6］柳庆龙,陈阿虹,唐进英,等.胆木枝叶的化学成分研究［J］.中草药,2017,48(1):52-57.

［7］陈金梅,廖锦红,高金薇,等.UPLC-Q-TOF-MS/MS研究胆木药材水提物的化学成分［J］.中国实验方剂学杂志,2018,24(18):49-56.

［8］杨新全,陈德力,马国需,等.胆木茎的生物碱类成分研究［J］.中草药,2016,47(17):2997-3002.

［9］LIU Q L,CHEN A H,TANG J Y,et al. A new indole alkaloid with anti-inflammatory activity from Nauclea officinalis［J］. Nat Prod Res,2017,31(18):2107-2112.

［10］FAN L,LIAO C H,KANG Q R,et al. Indole Alkaloids from the Leaves of Nauclea officinalis［J］. Molecules,2016,21(8):

［11］FAN L,HUANG X-J,FAN C-L,et al. Two New Oxindole Alkaloid Glycosides from the Leaves of Nauclea officinalis［J］. Nat Prod Commun,2015,10(12):2087-2090.

［12］宣伟东,陈海生,卞俊.胆木茎中一个新的吲哚生物碱苷［J］.药学学报,2006,(11):1064-1067.

［13］戚卫蕊,王德立,冯锦东,等.南药胆木的研究进展［J］.安徽农业科学,2016,44(16):111-113.

［14］LI N,CAO L,CHENG Y,et al. In vivo anti-inflammatory and analgesic activities of strictosamide from Nauclea officinalis［J］. Pharm Biol,2014,52(11):1445-1450.

［15］LI D Y,CHEN J Q,YE J Q,et al. Anti-inflammatory effect of the six compounds isolated from Nauclea officinalis Pierrc ex Pitard, and molecular mechanism of strictosamide via suppressing the NF-kappaB and MAPK signaling pathway in LPS-induced RAW 264. 7 macrophages［J］. J Ethnopharmacol,2017,196:66-74.

［16］ZHAI X T,ZHANG Z Y,JIANG C H,et al. Nauclea officinalis inhibits inflammation in LPS-mediated RAW 264. 7 macrophages by suppressing the NF-kappaB signaling pathway［J］. J Ethnopharmacol,2016,183:159-165.

［17］ISHIZUKA M，KOGA I，ZAIMA K，et al. Vasorelaxant effects on rat aortic artery by two types of indole alkaloids，naucline and cadamine［J］. J Nat Med，2013，67（2）：399-403.

［18］TAO J Y，DAI S J，ZHAO F，et al. New ursane-type triterpene with NO production suppressing activity from Nauclea officinalis［J］. J Asian Nat Prod Res，2012，14（2）：97-104.

［19］李娜，曹亮，丁岗，等.异长春花苷内酰胺抗菌、抗病毒作用研究［J］.中国实验方剂学杂志，2012，18（15）：170-174.

［20］孙敬勇.胆木和山香圆化学成分及其生物活性研究［D］.济南：山东大学，2008.

［21］杨卫丽，赖伟勇，张俊清，等.黎药胆木不同提取部位急性毒性实验研究［J］.时珍国医国药，2010，21（3）：568-569.

［22］海南省海联制药厂.胆木浸膏片地标升国标申报资料.海口.2002.

［23］李备，朱毅，赵毓梅，等.胆木注射液的部分毒理观察［J］.中国新药与临床杂志，2007，（10）：740-742.

［24］广东莱恩医药研究院有限公司（广东省生物资源应用研究所药物非临床评价研究中心）.胆木浸膏糖浆幼龄动物毒理试验［R］.广州.2019.

［25］吴孟华，李楠欣，张英，等.胆木入药的渊源考证［J］.中药材，2019，42（11）：2709-2714.

［26］李明慧，丁岗，沈鸣，等.胆木及其制剂中异长春花苷内酰胺的分离鉴定和含量测定［J］.中国天然药物，2006（2）：104-106.

［27］杨卫丽，赖伟勇，高靖淋，等.胆木总生物碱的含量测定方法研究［J］.中国当代医药，2012，19（18）：67-68.

［28］黄有兴，刘春.HPLC法测定胆木浸膏胶囊中异长春花苷内酰胺的含量［J］.中国热带医学，2008（12）：2245-2246.

［29］王静静.胆木注射液化学成分及其抗炎物质基础研究［D］.南京：江苏大学.2012.

［30］ZHU FENXIA，et al. Qualitative and quantitative analysis of the constituents in Danmu preparations by UPLC-PDA-TOF-MS.［J］. Journal of chromatographic science，2014，52（8）：862-71.

［31］朱粉霞，贾晓斌，李秀峰，等.UPLC法同时测定胆木注射液中原儿茶酸、新绿原酸、绿原酸和隐绿原酸［J］.中草药，2013，44（5）：571-573.

［32］王静静，蒋俊，朱粉霞，等.HPLC法同时测定胆木及其制剂中酚酸和生物碱类成分［J］.中成药，2012，34（12）：2326-2330.

［33］张亚平.胆木注射液的质量研究［D］.武汉：华中科技大学，2008.

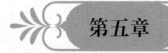

第五章　胆木的活性成分研究

胆木（*Nauclea officinalis* Pierre ex Pitard.）为茜草科乌檀属植物，在我国又名熊胆树、树黄柏等，主产于我国的广东和广西以及海南等地，目前仅被海南省药材标准收载。长期以来，主要在黎族民间用作药用，可用于治疗多种疾病，因其抗菌消炎等功效尤为显著，被广泛开发为胆木浸膏片等多种中成药，有"绿色抗生素"之称。由于其药用价值，近年来对于胆木的叶、茎、树皮、根等化学成分和药理作用等方面研究较为广泛。

胆木药材的化学成分种类较少，主要是生物碱类和酚酸类，同时还含有少量的萜类、黄酮类和甾醇类等成分。药理学研究发现，生物碱类和酚酸类是发挥抗菌消炎作用的主要活性成分，也是胆木质量控制的主要标志性成分。

第一节　生物碱类化合物

生物碱类化合物是胆木中的主要化学成分，也是其发挥抗菌消炎药理作用的主要活性成分，见表5-1及图5-1。通过不同环境下的含量测定结果发现，在实际应用中，生物碱类成分的稳定性较差，尤其是异长春花苷内酰胺，会在一定条件下转化成喜果苷或短小舌根草苷。

表5-1　胆木中生物碱类化合物

编号	化合物
1	10-hydroxyvincosamide
2	3α,5α-terahydrodeoxycordifoline lactam
3	kelampayoside A
4	naucleoxoside C
5	naucleoxoside A
6	3-表短小舌根草苷
7	naucleoxoside D

续表 5-1

编号	化合物
8	乌檀酰胺 B
9	短小舌根草苷
10	naucleamide E
11	乌檀醛碱
12	牛眼马钱托林碱
13	nauclefine
14	乌檀酰胺 A
15	naucleamide A
16	naucleamideA–10–O–β–Dglucopyranoside
17	latifoliamide A
18	异长春花苷内酰胺
19	6′–乙酰基异长春花苷内酰胺
20	10–羟基异长春花苷内酰胺
21	喜果苷
22	3–R–3,4–二氢牛眼马钱托林碱
23	3,14–二氢狭花马钱碱
24	3,14,18,19–四氢狭花马钱碱
25	19–O–methyl–3,14–dihydroangustoline
26	1,2,3,4–四氢–β–咔啉
27	狭花马钱碱
28	18,19–dihydroangustine
29	angustidine
30	naucleactonin C
31	naucleofficine D
32	paratunamide C
33	paratunamide D
34	paratunamide A
35	nauclealotide A
36	nauclealotide B
37	nauclealotide C
38	nauclealotide D

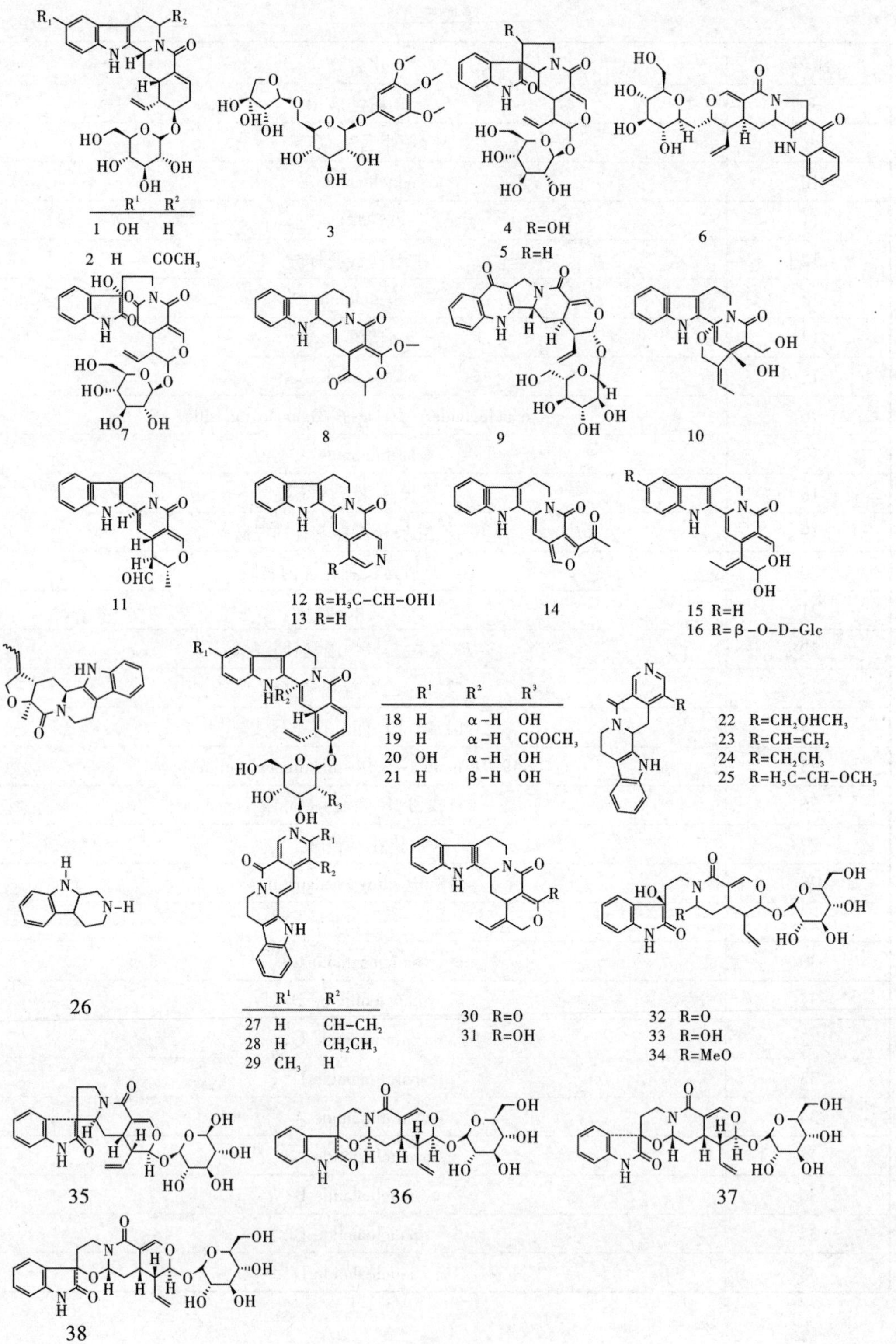

图中结构式部分：

	R^1	R^2
1	OH	H
2	H	COCH₃

3

4 R=OH
5 R=H

6

7

8

9

10

11

12 R=H₃C–CH–OH1
13 R=H

14

15 R=H
16 R=β–O–D–Glc

	R^1	R^2	R^3
18	H	α–H	OH
19	H	α–H	COOCH₃
20	OH	α–H	OH
21	H	β–H	OH

22 R=CH₂OHCH₃
23 R=CH=CH₂
24 R=CH₂CH₃
25 R=H₃C–CH–OCH₃

26

	R^1	R^2
27	H	CH–CH₂
28	H	CH₂CH₃
29	CH₃	H

30 R=O
31 R=OH

32 R=O
33 R=OH
34 R=MeO

35

36

37

38

图5-1 胆木中生物碱类化合物

第二节 酚酸类化合物

除生物碱外,酚酸类是胆木的另一类主要成分。药理研究证明,原儿茶酸具有抗炎活性,是胆木的主要药效学成分之一[1],见表5-2及图5-2。在对胆木进行质量控制过程中,常以原儿茶酸和绿原酸等作为标志性成分[2]。

表5-2 胆木中酚酸类化合物

编号(序号接续表5-1)	化合物
39	没食子酸
40	3,4二羟基苯甲酸
41	藜芦酸
42	对羟基苯甲酸
43	香草酸
44	奎宁酸
45	2,3-二羟基苯丙酸
46	新绿原酸
47	绿原酸
48	隐绿原酸
49	3,4-二羟基肉桂酸
50	3,4-二甲氧基肉桂酸
51	肉桂酸
52	对甲氧基桂皮酸
53	咖啡酸甲酯
54	咖啡酸乙酯
55	3,4-二羟基肉桂酸乙酯
56	3,4-二羟基苯甲酸甲酯
57	香草醛
58	4-羟基-3,5-二甲氧基苯甲醛
59	3,4,5-三甲氧基苯酚
60	2,4-二羟基-3,6-二甲基苯甲酸甲酯

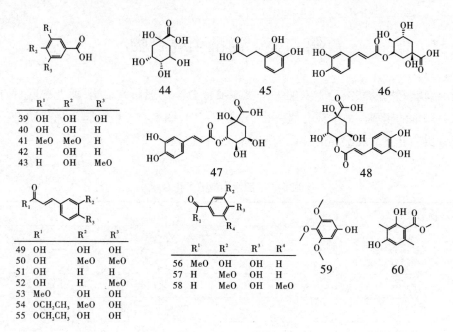

图5-2 胆木中酚酸类化合物

第三节 萜类化合物

胆木中的萜类成分主要是三萜类和环烯醚萜类化合物[3]，见表5-3及图5-3。

表5-3 胆木中萜类化合物

编号（序号接续表5-2）	化合物
三萜类	
61	$2\alpha,3\beta$-二羟基-12-烯-28-乌苏酸
62	$2\alpha,3\beta,19\alpha$-三羟基乌苏-12-烯-28-酸
63	$3\beta,19\alpha,23$-三羟基-12-烯-28-乌苏酸
64	3-O-β-D-glucopyranosyl-23-hydroxyursolic acid
65	$2\alpha,3\beta,19\alpha,23$-四羟基-12-烯-28-乌苏酸
66	乌苏酸
环烯醚萜类	
67	獐牙菜苷
68	断氧化马钱子苷
69	裂环马钱苷

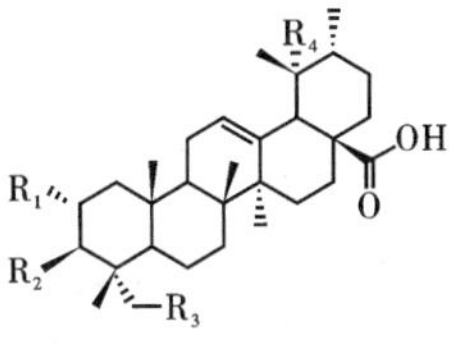

	R¹	R²	R³	R⁴
61	OH	OH	H	H
62	OH	OH	H	OH
63	H	OH	H	H
64	H	O-β-D-Gle	H	H
65	OH	OH	OH	OH
66	H	OH	H	H

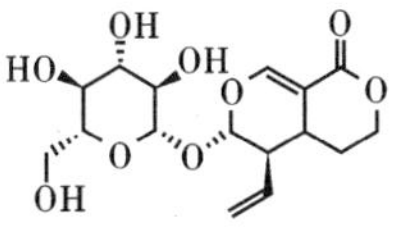

67 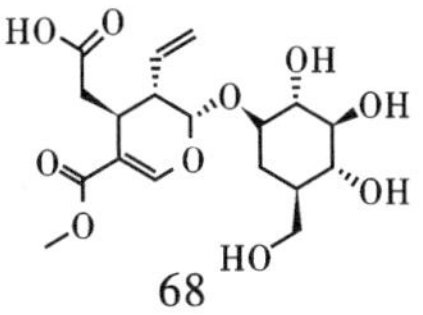　　　　68 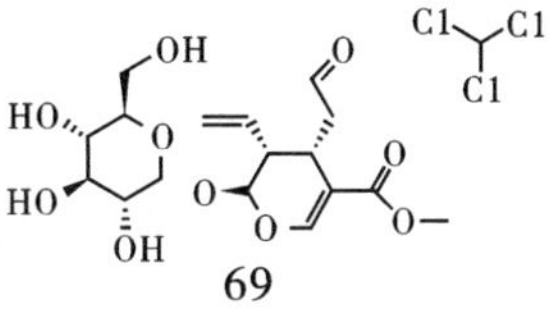　　　　69

图5-3　胆木中萜类化合物

参考文献

[1] 刘欢,于鑫淼,王月,等.胆木浸膏糖浆的HPLC指纹图谱研究和9种成分的含量测定[J].中国药房,2019,30(14):1940-1945.

[2] 朱粉霞,贾晓斌,李秀峰,等.HPLC法同时测定胆木注射液中原儿茶酸、新绿原酸、绿原酸和隐绿原酸[J].中草药,2013,44(5):571-573.

[3] 麦世瑛,王怡然,李永辉,等.中药胆木化学成分及其药理活性研究进展[J].广州化工,2018,46(16):38-41.

第六章　胆木的药效及作用机制研究

在海南黎族民间,胆木常用于感冒发热、咽喉肿痛、急性扁桃体炎、泌尿系统感染、肠炎、痢疾、胆囊炎等症的治疗,主要作为抗菌物质来应用[1]。但通过对其同属的其他植物的研究,可推论出该种植物理论上还应具有抗增殖和降压等方面的作用[2]。

1969 年药物资源普查将胆木编入广州部队《常用中草药手册》记载胆木可治疗①急性扁桃体炎,咽喉炎,乳腺炎,肠炎,菌痢,尿路感染,胆囊炎,每用干品 5 钱~1 两,水煎服。②下肢溃疡,脚癣感染,疖肿脓疡,皮炎湿疹,可煎水外洗。《全国中草药汇编》记载胆木能清热解毒、消肿止痛,用于感冒发热、急性扁桃体炎、咽喉炎、支气管炎、肺炎、泌尿系统感染、肠炎、痢疾、胆囊炎;外用治乳腺炎、痈疖脓肿,也是首次将胆木载入国家级本草书籍,于 1975 年出版。1977 年版《中华人民共和国药典》记载胆木能清热解毒,用于感冒发热、咽喉肿痛、外耳道疖肿、急性结膜炎、皮肤疮肿。1979 年,胆木收入《中药大辞典》,1999 年收入《中华本草》功效清热解毒;消肿止痛。主感冒发热;支气管炎;肺炎;急性扁桃体炎;咽喉炎;乳腺炎;肠炎;菌痢;尿路感染;胆囊炎;下肢溃疡;脚癣感染;疖肿脓疡;皮炎湿疹。《广东省中药材标准》记载胆木能清热解毒、消肿止痛,用于乳蛾、痢疾、热淋、下肢溃疡、疖肿脓疡、湿疹;《海南省中药材标准》记载胆木能清热解毒、消肿止痛,用于感冒发热、咽喉肿痛、外耳道疖肿、急性结膜炎、皮肤疮肿、急性黄疸、胃痛。

胆木的化学成分包括吲哚类生物碱、喹啉酮类生物碱、有机酚酸和环烯醚萜苷类。其药理作用主要包括免疫调节、解热抗炎、抑菌、抗病毒、抗氧化作用。

第一节　胆木药理作用研究进展

一、胆木在中医中的辨证施治和功效分析

胆木在中医中的辨证施治和功效分析见表6-1。

表6-1　胆木的性能与功效

	胆木	功效分析
四性	性寒	通常具有清热泻火、凉血解毒、泻热通便、清热利尿、清化热痰等作用,主要用于实热烦渴、火毒疮疡、热结便秘、热淋涩痛、痰热喘咳、高热神昏等一系列阳热证
五味	味苦	苦"能泄、能燥、能坚",即具有清泄火热、泄降气逆、通泄大便、燥湿等作用。多用治火热证、喘咳、呕恶、便秘、湿热等证
归经	肺、大肠、胆、膀胱经	可用于咳嗽、咽喉肿痛等肺系病症;腹痛、痢疾等肠腑病症;小便不通、遗尿等膀胱经病症以及黄疸、口苦等肝胆病症
所适病因	外感热(火)邪、毒邪	火热之邪其性炎上,易侵害人体上部,尤以头面部多见,如目赤肿痛,咽喉肿痛,口舌生疮糜烂,口苦咽干,牙龈肿痛,头痛眩晕,耳内肿痛或流脓等,且易扰神、伤津耗气、生风动血、致疮痈毒邪致病多发病较急,常损伤正气,导致脏腑阴阳气血失调致病广泛,复杂多变;顽固难愈,症状秽浊;传染流行
所适病机	阴阳失调中的阳偏盛	阳偏盛以实热证为主,可见身热、面赤、烦躁、舌红苔黄、脉数等症状;临床表现多为"红、肿、热、痛"
所属治则	调整阴阳之损其有余	调整阴阳,指根据机体阴阳盛衰的变化而损其有余或补其不足,使之重归于和谐平衡损其有余,即"实则泻之",适用于人体阴阳失调中阴或阳偏盛有余的实证。对"阳胜则热"所致的实热证,宜用寒凉药物以清泻其偏盛之阳热
所属治法	清法、消法	清法:通过清热、泻火、凉血、解毒等方法,以解除在里之热邪,分为清气分热、清营凉血、清热解毒、清脏腑热、清虚热、清热祛暑等法 消法:通过消食导滞、行气活血、化痰利水、驱虫等方法,使气、血、痰、食、水、虫等有形之邪渐消缓散

二、近年来胆木进入论著记载

近年来胆木进入论著记载见表6-2。

表6-2　胆木的文献资料

书名	记载
《常用中草药手册》	胆木,别名山熊胆、熊胆树,性味苦、寒,功能:清热解毒,消肿止痛。主治:急性扁桃体炎、咽喉炎,乳腺炎,肠炎,菌痢,尿路感染,胆囊炎,水煎服。下肢溃疡,脚癣感染,疖肿脓疡,皮炎湿疹,可煎水外洗
《全国中草药汇编》	胆木,别名乌檀、山熊胆、熊胆树,性味苦、寒,功能:清热解毒,消肿止痛。用于感冒发热,急性扁桃体炎,咽喉炎,支气管炎,肺炎,泌尿系感染,肠炎,痢疾,胆囊炎;外用治乳腺炎,痈疖脓肿
《中药大辞典》1969	胆木,别名山熊胆、熊胆树、乌檀,性味苦、寒,功能:清热解毒,消肿止痛。治急性扁桃体炎,咽喉炎,乳腺炎,肠炎,菌痢,尿路感染,胆囊炎,下肢溃疡
《中华人民共和国药典》	胆木,性味苦、寒,功能与主治:清热解毒。用于感冒发热,咽喉肿痛,外耳道疖肿,急性结膜炎,皮肤疖肿
《中华本草》	胆木,别名山熊胆、熊胆树、药乌檀、黄胆木、黄心木、树黄柏,性味苦、寒,归肺、大肠、胆、膀胱经,功能清热解毒,消肿止痛。主感冒发热;支气管炎;肺炎;急性扁桃体炎;咽喉炎;乳腺炎;肠炎;菌痢;尿路感染;胆囊炎;下肢溃疡;脚癣感染;疖肿脓疡;皮炎湿疹
《黎族医药》	胆木,别名药乌檀、黄羊木,性味苦、寒,功能主治:清热解毒、消肿止痛。治疗感冒发热、皮肤过敏、瘙痒、心绞痛
《海南中药材标准》	胆木,味苦、性寒。归肺、大肠经。功能与主治:清热解毒,消肿止痛。用于感冒发热,咽喉肿痛,外耳道疖肿,急性结膜炎,皮肤疖肿,急性黄疸,胃痛
《黎族常用草药图本》	胆木,别名鱼胆、乌檀、药乌檀、苦胆木、山熊胆、熊胆树、黄心树,性味苦、寒。功能:清热解毒。治疗流行性感冒、发热、咽喉肿痛、外耳道疖肿、急性结膜炎、腮腺炎、痢疾、皮肤疖肿

三、胆木药效学及作用机制的现代研究

(一)抗菌作用

1.胆木的抗菌作用

苏奎[3]等发现,胆木叶醇提物用较高极性溶剂萃取,萃取液对MRS菌株具有明显的抑制效果,胆木的水煮液和其醇提液均对枯芽孢杆菌、普通变形杆菌、金黄色葡萄球菌表

现出极弱的抑菌活性,而其浸膏片在对大肠埃希菌的抑菌试验中表现出一定的抑菌活性。胡欣等[4]在对植物乌檀进行的体外抗菌活性的研究过程中,发现了 strictosamide 对产酶革兰氏阴性需氧菌及革兰氏阴性厌氧菌均表现出了较强的抑制活性。宣伟东[5]等通过抗菌活性初筛发现从乌檀植物中提取出来的长春花内酰胺和短小舌根草苷两种化合物对金黄色葡萄球菌和大肠埃希菌都表现出一定的抑制作用。

何勇等[6]为了测定胆木的水煎溶液对大肠埃希菌是否有抑制作用,将直径 6 mm 的圆形的纸片沾取胆木的提取液,制成含有一定量的胆木提取液的药敏纸片(纸片法),根据测量美洛西林、头孢曲松、头孢吡肟、头孢唑林、庆大霉素、环丙沙星等六种抗生素和胆木的水煎溶液抑菌圈的直径的大小来测定它们对大肠埃希菌的抑制作用,结果发现胆木的水煎溶液可以和环丙沙星、庆大霉素、头孢曲松三种抗生素一样在体外抑菌活性中表现出高度敏感。

陈梦菁[7]等发现从乌檀分离鉴定出的吲哚类的生物碱对大肠埃希菌和枯草杆菌都具有一定的抑制作用。

2.胆木浸膏制剂的抗菌作用研究

徐超等[8]研究发现胆木浸膏提取物对金黄色葡萄球菌和肺炎链球菌等球菌类细菌具有较好的抑菌和杀菌活性;并且对临床敏感株和耐药株具有基本相当的抑菌活性。

徐晓军等[9]研究发现,胆木浸膏提取物对敏感金黄色葡萄球菌与耐药金黄色葡萄球菌均具有良好的抑制菌作用,MIC 基本相当。杀菌试验胆木浸膏提取物除对耐甲氧西林菌株(MRSA)的 MBC 较高外,对临床分离株的 MBC 值基本相当,提示胆木浸膏提取物对金黄色葡萄球菌耐药菌株与敏感菌株均具有较好的抗菌活性。

体外抗菌试验研究结果表明,胆木浸膏糖浆对金黄色葡萄球菌、肺炎克雷伯菌、化脓链球菌、肺炎链球菌、乙型溶血性链球菌具有较好的抗菌活性。体内抗菌试验研究结果表明,胆木浸膏糖浆在约为临床拟用量的 2、4、8 倍剂量(以生药量计)下对临床肺炎链球菌所致小鼠感染具有显著的保护作用,但对临床金黄色葡萄球菌所致小鼠感染无显著作用。胆木浸膏糖浆在约为临床拟用量的 8 倍剂量(以生药量计)下对临床肺炎克雷伯菌所致小鼠感染具有显著的保护作用[10]。

胆木浸膏糖浆对临床金黄色葡萄球菌所致小鼠感染死亡无显著作用。在 4、8 倍临床等效剂量下,胆木浸膏糖浆对临床肺炎链球菌所致小鼠感染死亡的保护作用优于蒲地蓝消炎口服液组(约相当于 4 岁儿童临床日拟用量的 8 倍);在同等 8 倍临床等效剂量下,胆木浸膏糖浆对临床肺炎克雷伯菌所致小鼠感染死亡的保护作用优于蒲地蓝消炎口服液组。

(二)抗病毒作用

异长春花苷内酰胺(strictosamide,STR)为胆木制剂的主要成分,体外抗病毒作用在 MDCK 细胞的无毒浓度下进行试验时,异长春花苷内酰胺对甲型与乙型流感病毒均产生了一定的抑制作用,见表6-3。

表6-3　异长春花苷内酰胺(STR)体外对甲型与乙型流感病毒的抑制作用

组别	IC$_{50}$/(g/L)	
	甲型流感病毒 A/PR8/34(H$_1$N$_1$)	乙型流感病毒 B/京防98-76
STR	0.649	0.323
利巴韦林	0.139	0.221

体内抗病毒作用异长春花苷内酰胺高剂量组对甲型流感病毒感染小鼠所致的肺指数升高具有显著抑制作用($P<0.01$)(表6-4);病理学检查显示,模型组小鼠肺组织均呈重度支气管炎、重度支气管肺炎,重度间质性肺炎及肺泡炎,有明显的脓肿形成。病变支气管壁及其周围肺组织结构不清,破坏明显,有多量淋巴细胞、巨噬细胞和大量嗜中性粒细胞浸润;阳性对照热毒宁组肺组织病变为轻中度支气管炎,轻-中度支气管肺炎、轻度间质性肺炎;异长春花苷内酰胺低剂量组肺泡炎病变消退比较明显,肺组织病变为轻-中度支气管炎、轻-中度支气管肺炎及轻度间质性肺炎为主;异长春花苷内酰胺高剂量组肺脓肿基本消退,肺泡炎病变消退亦比较明显,肺组织病变以轻-中度支气管炎、轻度支气管肺炎、轻度间质性肺炎为主(图6-1)。上述结果提示,异长春花苷内酰胺具有改善甲型流感病毒所致肺部感染性病变的作用,以异长春花苷内酰胺高剂量组效果较为显著[11]。

表6-4　异长春花苷内酰胺对甲型流感病毒感染小鼠肺指数的影响($\bar{x}±s, n=10$)

组别	剂量/(mg/kg)	肺指数/[g/10 g]	抑制率/%
正常	—	0.088±0.015	—
模型	—	0.191±0.047	—
热毒宁	8.7 ×10^3	0.132±0.033	30.9
STR	20	0.160±0.060	16.2

另有研究表明,胆木提取物在较低浓度条件下对 H$_1$N$_1$ 和 I$_3$N$_2$ 亚型甲型流感病毒所致 MDCK 细胞病变具有剂量依赖性地保护作用,即表明胆木提取物具有较好的抗 H$_1$N$_1$ 和 H$_3$N$_2$ 亚型甲型流感病毒的活性[9]。

临床观察胆木制剂具有明显的清热解毒、抗菌消炎作用,对腺病毒Ⅲ(ADV3)、流感病毒甲Ⅰ、流感病毒甲Ⅱ、流感减毒甲Ⅲ、呼吸道道合胞病毒(RSV)等有灭活作用[12]。

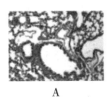 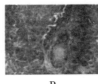 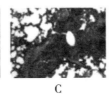 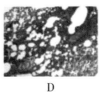 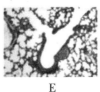

A   B   C   D   E

A. 正常组;B.模型组;C.热毒宁8.7g/kg组;D.STR20 mg/kg组;E.STR 40 mg/kg组。

A. 正常组;B. 模型组;C. 热毒宁 8.7 g/kg 组;D. STR 20 mg/kg 组;E. STR 40 mg/kg 组。

图6-1 甲型流感病毒感染小鼠肺部病理切片(HE,×200)

胆木浸膏糖浆在约为临床拟用量的2倍剂量(以生药量计)下对流感病毒感染小鼠具有显著的死亡保护作用,生命延长率为19.18%。

(三)抗炎作用

章晨峰[13]发现胆木叶制成的片剂能够降低大鼠咽部组织血清中 NO 和 MOP,对急性咽炎有好的疗效。蔡兴俊[14]等研究发现胆木提取物可以通过影响 IFN-y、IL-10、IL-5、IL-4、IL-2 等细胞因子的分泌以及气道中炎症细胞的浸润,从而对患有哮喘的小鼠的气道炎症进行调控。Jia[15]等通过体外抗炎实验发现乌檀的三萜类成分3β,19α,23,24-tetrahydroxyurs-12-en-28-oic acid 具有明显的抗炎活性,IC_{50}值为4.8 μM。曹亮[16]等采用角叉菜椒所诱导的大鼠的足肿胀模型对 ELN(胆木叶的提取物)的抗炎镇痛作用进行研究,发现胆木叶的提取物表现出显著的镇痛和抗炎活性,这可能与抑制 PGE2 的产生及复发有关。翟小婷等[17]以脂多糖诱导的小鼠单核巨噬细胞 RAW 264.7 为体外的研究对象,设置了 5 个浓度,以测量上清液中与 Griess 试剂(1% 磺胺,0.1% 萘基乙二胺二盐酸盐和5% 磷酸)反应混合所产生的 NO 浓度来测定上清液中亚硝酸盐的浓度,从而计算出乌檀对 NO 释放的抑制率,用酶联免疫吸附法来测定促炎症因子 TNF-α、IL-6 和 IL-1β的水平,用实时荧光定量 PCR 测定 iNOS(诱导型一氧化氮合酶)、TNF-α(肿瘤坏死因子-α)、IL-6 和 IL-1β 的 mRNA 的表达。用 Western blot(蛋白质印迹法)研究乌檀对 IκB-α(核因子 RB 的抑制蛋白)和 NF-κB p65(转录因子蛋白 p65)磷酸化的抑制作用,得到了乌檀能够抑制 RAW 264.7 中 NO、TNF-α、IL-6 和 IL-1β 的产生及 mRNA 表达,而蛋白质印迹法则显示其抑制 IκB-α 和 NF-κB p65 的磷酸化与其抗炎作用机制有关,结果显示乌檀可能通过抑制 IκB-α 和 NF-κB p65 磷酸化来抑制上游 NF-1B 信号通路,从而抑制脂多糖刺激引起的炎[18]。柳庆龙[19]通过体外细胞实验(Griess 试剂盒)发现胆木吲哚类生物碱 17-O-methyl-19-(Z)-naucline 具抑制 LPS 所致 RAW264.7 细胞 NO产量的活性,提示该成分的抗炎作用。翟小婷等[17]通过 LPS 诱导处理 RAW 264.7 巨噬细胞,发现异常春花苷内酰胺具有显著的抗炎活性,并且表明其机制可能是通过抑制 IκB-α 和 NF-κBp65 的磷酸化来抑制上游介质 NF-κB 信号通路的活化,从而抑制 LPS

所诱导的炎症。李冬玉等[20]采用与翟小婷相同的细胞模型,研究异常春花苷内酰胺的抗炎活性,结果表明其机制可能是通过抑制 NF-κB 和丝裂原活化蛋白激酶(MAPKs)的活性,从而抑制 NO,TNF-α 和 IL-1β 相关炎症因子的产生,并且剂量依赖性地减轻 LPS 所诱导增加的 iNOS,TNF-α 和 IL-1β 三者 mRNA 的表达及 iNOS 的蛋白水平,以达到抗炎作用。Mineri Ishizuka 等[21]指出 Naucline(从胆木中分离得到的生物碱)诱导的血管平滑肌松弛归因于内皮细胞中 VDC 和 ROC 的抑制。赵峰[22]从胆木中提取到 3 - (hydroxymethyl) - 6,7 - dihydro - indolo [2,3 - a] quinolizin - (12H) - one (IA),通过 RAW264.7 细胞实验发现 IA 能抑制 NO 产量以及胞内 TNF-α 的水平,在机制探索中,他发现 IA 能抑制 LPS 诱导的 IκB-α 磷酰化,进一步抑制 NF-κB 的核易位所介导的信号通路的变化。IA 还能通过抑制 iNOS 以及 COX-2 的表达来抑制它们的酶活性,从而抑制 NO 产量以及胞内 TNF-α 的水平。Jia-Yi Tao[15]通过 NO 抑制实验对从胆木中提取到的成分 3b,19a,23,24-tetrahydroxyurs-12-en-28-oic acid 进行初步的抗炎活性研究,结果提示其对 LPS(1 μg/mL)诱导 RAW264.7 细胞中 NO 产量升高具有显著的抑制作用。另外,胆木与其他药材或制剂合用,在抗炎镇痛、抗菌、解热方面具协同增效作用。高香奇[23]发现胆木 60% 醇提物(A)与裸花紫珠 60% 醇提物(B)按 1:1 组合,耳肿胀度为 (2.08 ± 0.65)mg,(溶剂对照组为(3.40 ± 1.25)mg,A、B 组分别为(3.27 ± 1.41)mg 和 (3.21 ± 1.28)mg),15 min 内的扭体次数 A:B = 1:1、A、B 三组分别为:(36.6 ± 9.1)、(46.7 ± 11.0)、(53.4 ± 11.0)次。且该作用与胆木的生物碱、黄酮类成分呈一定的量效关系。

(四)解热作用

研究选用 2 个发热模型来考察胆木浸膏糖浆的解热作用,分别为模型是干酵母诱发幼龄大鼠发热模型,内毒素致幼龄新西兰兔发热模型,通过胆木浸膏糖浆对正常幼龄大鼠汗腺分泌的影响研究发汗作用。研究结果表明,胆木浸膏糖浆在约相当于 4 岁儿童临床拟用量的 2、4、8 倍剂量(以生药量计)下均具有显著的解热及发汗作用;市售对照品双黄连口服液在为 4 岁儿童临床拟用量的 4 倍剂量(以饮片量计)时具有显著的解热效果;在 4 倍临床等效剂量下,胆木浸膏糖浆和丹溪玉屏风颗粒促大鼠发汗作用相当[10]。

胆木浸膏胶囊在 25.3、50.6、101.2(g/kg)以生药量计,按体表面积等效剂量法折算,约相当于 4 岁儿童临床日拟用量的 1、2、4 倍时,具有促进幼龄大鼠发汗的作用。丹溪玉屏风颗粒在剂量为 15.8 g/kg,按体表面积等效剂量法折算,约相当于 4 岁儿童临床拟用量(30 g/d)的 4 倍时也具有促进大鼠发汗作用,且其发汗作用与胆木浸膏胶囊高剂量组作用相当,未见显著性差异,两者均有促进大鼠汗腺分泌的作用[10]。

(五)镇痛作用

胆木浸膏糖浆剂量约为 4 岁儿童临床拟用剂量的 1、2、4 倍(以生药量计)时对冰醋酸致幼龄小鼠扭体模型的疼痛反应具有抑制作用,且镇痛作用呈现剂量依赖性;在4倍临床等效剂量下,胆木浸膏糖浆和双黄连口服液对冰醋酸致幼龄小鼠疼痛模型抑制作用相当。胆木浸膏糖浆在约为临床拟用量的2、4、8倍剂量(以生药量计)下对甲醛致痛引起的外周炎症反应疼痛有明显抑制作用,但对中枢性反应疼痛未见明显抑制作用;在4倍临床等效剂量下,胆木浸膏糖浆对幼龄小鼠甲醛致痛引起的疼痛反应抑制作用强于双黄连口服液[10]。

胆木浸膏胶囊在25、56、112(g/kg)以生药量计,按体表面积等效剂量法折算,约相当于4岁儿童临床日拟用量的1、2、4倍剂量下,对冰醋酸致幼龄小鼠扭体模型的疼痛反应具有抑制作用,且镇痛作用呈现一定量效关系的作用趋势。布洛芬混悬液在14.6 mg/kg,按体表面积等效剂量法折算,约相当于4岁儿童临床拟用量5 mL/次,相当于0.1 g/次(以布洛芬量计)的1倍;双黄连口服液在17.56 g/kg,按体表面积等效剂量法折算,约相当于4岁儿童临床拟用量(30 g/d)的4倍剂量下,对冰醋酸致幼龄小鼠扭体模型的疼痛反应均具有抑制作用。在4倍临床等效剂量下,胆木浸膏胶囊与双黄连口服液对冰醋酸致幼龄小鼠疼痛模型抑制作用相当[10]。

(六)镇咳祛痰作用

胆木浸膏糖浆经口给药在约为4岁儿童临床拟用剂量的1倍(96 g生药量/d)及以上剂量时具有较好的缓解急性咽部损伤、镇痛及免疫调节作用,剂量增加至约为4岁儿童临床拟用剂量的2倍(192 g生药量/d)时还具有明显的治疗急性咽炎、抗菌、解热发汗、镇痛抗炎、祛痰止咳的作用,推测其在临床应用时对上述原因所致的病症会有较好的治疗作用,但胆木浸膏糖浆最终的临床用法、用量要结合其安全性评价结果以及临床试验研究结果综合分析来确定[10]。

(七)调节免疫的作用

本研究中共选用了3个免疫动物模型来考察胆木浸膏糖浆对免疫系统的调节作用,选用环磷酰胺(CTX)诱发的幼龄小鼠非特异性免疫降低模型,环磷酰胺(CTX)诱发的幼龄小鼠特异性免疫降低模型,和DNCB(2,4-二硝基氯苯)诱发的幼龄小鼠迟发型超敏反应模型。研究结果表明,胆木浸膏糖浆在免疫调节方面具有显著作用,在剂量约为4岁儿童临床拟用剂量的4倍(以生药量计)时对单核巨噬细胞介导的非特异性免疫功能具有明显的增强作用;在剂量约为4岁儿童临床拟用剂量的1、2、4倍(以生药量计)时对B淋巴细胞介导的体液免疫功能具有明显的抑制作用,在剂量约为4岁儿童临床拟用剂量的1、2、4倍(以生药量计)时对迟发型超敏反应具有显著的抑制作用;市售对照品对三种免疫模型均具有显著的改善作用[10]。

(八)胆木的抗活性氧活性

胆木提取化合物具有DPPH自由基清除活性[24]。胆木叶用50%乙醇-水溶剂提取后,再通过石油醚、氯仿、乙酸乙酯、正丁醇和水萃取,得到的这5个不同极性的萃取物均具有抗氧化活性,并且它们的抗氧化作用随着浓度的增加而提高。但在不同的自由基产生体系中,它们抗氧化活性强弱不尽相同[25]。李琴[26]采用过氧化氢损伤心肌细胞系(H9e2)建立氧化损伤模型,也证实胆木70%乙醇提取物中分离得到的3个吲哚类生物碱——angustoline,angustine 和 3,14-dihydroangustoline 具有弱的抗氧化活性。

(九)胆木的抗肿瘤活性

胆木中抗肿瘤活性成分主要集中于喜果苷的研究。喜树碱是拓扑异构酶抑制剂类药物,在临床上用于多种癌症的治疗,并取得了显著的疗效。作为喜树碱的前体化合物[27],喜果苷的抗肿瘤活性也引起了学者的兴趣。但总体来说对其活性研究甚少,陈家全[28]提到短小舌根草苷是抗肿瘤药物喜树碱生物合成的重要中间体,提示短小舌根草苷潜在抑肿瘤活性。

(十)胆木的抗疟活性

孙敬勇[29]采用镜检法对胆木化合物体进行外抗恶性疟原虫活性筛选,结果表明,其分离得到的七种吲哚类生物碱有弱的抗恶性疟原虫活性。对吲哚类生物碱、三萜类化合物进行体外抗疟原虫实验,筛选结果证实部分吲哚类生物碱具有抗疟原虫活性,并且这种活性与细胞毒活性无关。

第二节　胆木浸膏糖浆的主要药效学研究

胆木浸膏糖浆是以胆木为原料生产的纯中药单方制剂,具有清热解毒、消肿止痛等功效,临床上主要用于急性扁桃腺炎,急性咽炎,急性结膜炎及上呼吸道感染。

胆木浸膏糖浆是2002年开始进行研究的新药,是由胆木浸膏片在生产工艺无质的改变,处方、功能主治及用法用量不变的前提下改变剂型而来。胆木浸膏糖浆于2006年7月25日,经国家食品药品监督管理局批准,获得新药证书,证书编号:国药证字Z20060453;同月,经国家食品药品监督管理局核发了药品注册生产批件,批准文号为国药准字Z20060432,药品分类为中药第9类,剂型为糖浆剂,产品规格为每支装10 mL,每瓶装100 mL。

胆木浸膏糖浆是在胆木浸膏片的基础上,改变剂型为糖浆剂的新药。胆木为海南少数民族民间草药,具有清热解毒,消肿止痛之功效,主要用于感冒发热,咽喉肿痛,外耳道疖肿,急性结膜炎,皮肤疖肿,急性黄疸,胃痛[30]。其制剂胆木浸膏片被收载于中药部颁标准(标编号:WS-11236(ZD-1236)—2002)。胆木浸膏片为纯中药单方制剂,临床使用二十余年,疗效可靠。根据近年来的报道来看,胆木及其制剂的临床应用价值很高,且无明显毒副作用。

为考察胆木浸膏糖浆对儿童的药效作用,选用了多个幼龄动物模型分别进行了急性咽炎、抗病毒、抗菌、解热发汗、镇痛抗炎、免疫调节和祛痰止咳方面的研究。治疗急性咽炎作用研究选用了乙型溶血性链球菌诱发幼龄大鼠急性咽炎和氨水咽部喷雾致幼龄大鼠的急性咽炎模型;抗病毒及抗菌作用研究进行了体外及小鼠感染试验;解热发汗作用研究选用了干酵母诱发幼龄大鼠发热模型、内毒素致幼龄新西兰兔发热模型和幼龄大鼠发汗试验;镇痛抗炎作用研究选用了二甲苯致幼龄小鼠耳肿胀模型、冰醋酸致幼龄小鼠毛细血管通透性模型、幼龄小鼠醋酸扭体模型和幼龄小鼠甲醛致痛模型;免疫调节作用研究选用了环磷酰胺诱发幼龄小鼠非特异性免疫降低模型、环磷酰胺诱发幼龄小鼠特异性免疫降低模型和DNCB(2,4-二硝基氯苯)诱发幼龄小鼠迟发型超敏反应模型;祛痰止咳作用研究选用了兔离体气管纤毛黏液流运动试验、枸橼酸致幼龄豚鼠咳嗽模型和幼龄小鼠气管酚红排泌试验。

一、对幼龄动物急性咽炎作用研究

(一)胆木浸膏糖浆对乙型溶血性链球菌诱发的幼龄大鼠急性咽炎模型的影响

胆木浸膏糖浆在约为4岁儿童临床拟用量的1、2、4倍剂量(以生药量计)下,不同程度的改善幼龄大鼠的咽部病理组织学改变,如咽部黏膜下层炎症细胞(淋巴细胞和浆细胞为主)浸润、纤维组织增生、水肿、出血。在2、4倍临床等效剂量下,胆木浸膏糖浆缓解乙型溶血性链球菌致急性咽炎的病理损伤作用相当,且强于琥乙红霉素片(利君沙)组(约相当于4岁儿童临床日拟用量的1倍)和蒲地蓝消炎口服液组(约相当于4岁儿童临床日拟用量的4倍)。

(二)胆木浸膏糖浆对氨水咽部喷雾致幼龄大鼠的急性咽炎模型的影响

胆木浸膏糖浆在约为4岁儿童临床拟用量的2、4、8倍剂量(以生药量计)下,不同程度的改善幼龄大鼠的咽部病理组织学改变,如咽部黏膜上皮角化层不同程度脱落、黏膜层不同程度坏死、水肿、炎症细胞浸润;在8倍临床等效剂量下,胆木浸膏糖浆缓解氨水咽部喷雾致急性咽炎的病理损伤作用优于蒲地蓝消炎口服液组。

二、抗病毒及抗菌作用研究

(一)胆木浸膏糖浆对体外流感病毒 H_1N_1、H_3N_2、仙台病毒 Sendai/52 和腺病毒 AdV-3-GB 的影响

在攻毒剂量为 $100TCID_{50}$ 的条件下,胆木浸膏糖浆对流感病毒 H_1N_1、H_3N_2、仙台病毒 Sendai/52 和腺病毒 AdV-3-GB 均没有明显的抑制作用。

(二)胆木浸膏糖浆对流感病毒感染的幼龄小鼠的影响

胆木浸膏糖浆在约为临床拟用量的2倍剂量(以生药量计)下对流感病毒感染小鼠

具有显著的死亡保护作用,生命延长率为19.18%;胆木浸膏糖浆在约为临床拟用量的2、4、8倍剂量(以生药量计)及蒲地蓝消炎口服液在约为临床拟用量的8倍剂量(以生药量计)对仙台病毒感染小鼠的生命延长率分别为13.7%、10.96%、15.07%和13.7%,均不能降低仙台病毒感染小鼠的死亡率。

(三)胆木浸膏糖浆对体外金黄色葡萄球菌、肺炎克雷伯菌、化脓链球菌、肺炎链球菌、乙型溶血性链球菌的影响

胆木浸膏糖浆对金黄色葡萄球菌、肺炎克雷伯菌、化脓链球菌、肺炎链球菌、乙型溶血性链球菌具有较好的抗菌活性。

(四)胆木浸膏糖浆对临床肺炎链球菌感染小鼠、临床金黄色葡萄球菌感染小鼠、临床肺炎克雷伯菌感染的幼龄小鼠的影响

胆木浸膏糖浆在约为临床拟用量的2、4、8倍剂量(以生药量计)下对临床肺炎链球菌所致小鼠感染死亡具有显著的保护作用。胆木浸膏糖浆在约为临床拟用量的8倍剂量(以生药量计)下对临床肺炎克雷伯菌所致小鼠感染死亡具有显著的保护作用。胆木浸膏糖浆对临床金黄色葡萄球菌所致小鼠感染死亡无显著作用。在4、8倍临床等效剂量下,胆木浸膏糖浆对临床肺炎链球菌所致小鼠感染死亡的保护作用优于蒲地蓝消炎口服液组(约相当于4岁儿童临床日拟用量的8倍);在同等8倍临床等效剂量下,胆木浸膏糖浆对临床肺炎克雷伯菌所致小鼠感染死亡的保护作用优于蒲地蓝消炎口服液组。

三、对幼龄动物解热发汗作用研究

(一)胆木浸膏糖浆对干酵母诱发幼龄大鼠发热模型的影响

胆木浸膏糖浆在约相当于4岁儿童临床拟用量的2、4、8倍剂量(以生药量计)下均能抑制大鼠体温升高,具有显著的解热作用。

(二)胆木浸膏糖浆对内毒素致幼龄新西兰兔发热模型的影响

胆木浸膏糖浆在约相当于4岁儿童临床拟用量的2、4、8倍剂量(以生药量计)下均能抑制兔体温升高,具有显著的解热作用。

(三)胆木浸膏糖浆对幼龄大鼠发汗的影响

胆木浸膏糖浆在约相当于4岁儿童临床拟用量的2、4、8倍剂量(以生药量计)下,空泡化汗腺细胞数均明显增多,汗腺细胞空泡率也升高;在4倍临床等效剂量下,胆木浸膏糖浆和丹溪玉屏风颗粒促大鼠发汗作用相当。

四、对幼龄动物镇痛抗炎作用研究

(一)胆木浸膏糖浆对二甲苯致幼龄小鼠耳肿胀模型的影响

胆木浸膏糖浆在剂量约为4岁儿童临床拟用剂量的1、2、4倍(以生药量计)时显著

降低右耳切片重量和耳肿胀度,表明胆木浸膏糖浆具有一定的抗炎活性,且抗炎作用具有剂量依赖性。

(二)胆木浸膏糖浆对冰醋酸致幼龄小鼠毛细血管通透性模型的影响

胆木浸膏糖浆在剂量约为 4 岁儿童临床拟用剂量的 1、2、4 倍(以生药量计)时显著降低腹腔清洗液的吸光度,表明胆木浸膏糖浆具有一定的抗炎活性,且具有剂量依赖性;在 4 倍临床等效剂量下,胆木浸膏糖浆与双黄连口服液对冰醋酸致毛细血管扩张的抑制作用相当。

(三)胆木浸膏糖浆对幼龄小鼠醋酸扭体模型的影响

胆木浸膏糖浆剂量约为 4 岁儿童临床拟用剂量的 1 倍(以生药量计)时具有延长扭体反应潜伏期和减少扭体次数的趋势,在约为 4 岁儿童临床拟用剂量的 2、4 倍(以生药量计)时显著延长扭体反应潜伏期和减少扭体次,数且镇痛作用呈现剂量依赖性;在 4 倍临床等效剂量下,胆木浸膏糖浆和双黄连口服液对冰醋酸致幼龄小鼠疼痛模型抑制作用相当。

(四)胆木浸膏糖浆对幼龄小鼠甲醛致痛模型的影响

胆木浸膏糖浆在约为临床拟用量的 2、4、8 倍剂量(以生药量计)下对甲醛致痛引起的外周炎症反应疼痛有明显抑制作用,但对中枢性反应疼痛未见明显抑制作用;在 4 倍临床等效剂量下,胆木浸膏糖浆对幼龄小鼠甲醛致痛引起的疼痛反应抑制作用强于双黄连口服液。

五、对幼龄动物免疫调节作用研究

(一)胆木浸膏糖浆对环磷酰胺(CTX)诱发的幼龄小鼠非特异性免疫降低模型的影响

胆木浸膏糖浆在剂量约为 4 岁儿童临床拟用剂量的 1、2、4 倍(以生药量计)时,廓清指数、吞噬指数均升高,表明其对单核巨噬细胞介导的非特异性免疫功能具有明显的增强作用。

(二)胆木浸膏糖浆对环磷酰胺(CTX)诱发的幼龄小鼠特异性免疫降低模型的影响

胆木浸膏糖浆在剂量约为 4 岁儿童临床拟用剂量的 1、2、4 倍(以生药量计)时显著增加 CTX 致免疫力降低的小鼠血清混合液(鸡血红细胞+补体+小鼠血清)的吸光度,表明其对 B 淋巴细胞介导的体液免疫功能具有明显的抑制作用。

(三)胆木浸膏糖浆对 DNCB(2,4-二硝基氯苯)诱发的幼龄小鼠迟发型超敏反应模型的影响

胆木浸膏糖浆在剂量约为 4 岁儿童临床拟用剂量的 1、2、4 倍(以生药量计)时显著减轻耳郭肿胀度,表明其对迟发型超敏反应具有显著的抑制作用。

六、对幼龄动物祛痰止咳作用研究

（一）胆木浸膏糖浆对兔离体气管纤毛黏液流运动的影响

胆木浸膏糖浆在约为临床拟用量的2、4、8倍剂量（以生药量计）下对离体气管纤毛黏液的运行时间减少，运行速率加快均具有一定的作用，且具有剂量依赖性。

（二）胆木浸膏糖浆对枸橼酸致幼龄豚鼠咳嗽模型止咳的影响

胆木浸膏糖浆在约为4岁儿童临床拟用量的2、4、8倍剂量下（以生药量计）有明显减少和减少枸橼酸致幼龄豚鼠咳嗽的咳嗽次数的作用趋势。

（三）胆木浸膏糖浆对幼龄小鼠气管酚红排泌的影响

胆木浸膏糖浆在约为4岁儿童临床拟用量的2、4、8倍剂量下（以生药量计）有明显增加和增加气管酚红排泌量的作用趋势。

综上所述，胆木浸膏糖浆经口给药在约为4岁儿童临床拟用剂量的1倍（96 g 生药量/d）及以上剂量时具有较好的缓解急性咽部损伤、镇痛及免疫调节作用，剂量增加至约为4岁儿童临床拟用剂量的2倍（192 g 生药量/d）时还具有明显的治疗急性咽炎、抗菌、解热发汗、镇痛抗炎、祛痰止咳的作用。

第三节　胆木其他相关剂型临床药理学研究进展

一、用于急性上呼吸道感染

胆木浸膏片与胆木注射液治疗小儿急性上呼吸道感染疗效显著，除个别患儿皮疹外未发现其他不良反应[31-33]。胆木浸膏糖浆治疗小儿急性上呼吸道感染总有效率94.9%，退热率96.6%，明显高于小儿速效感冒片，且未出现不良反应[34]；治疗小儿风寒感冒的总有效率亦明显高于儿感宁口服液[35]；治疗小儿病毒性感冒[36]和病毒性流感[37]的临床疗效总有效率、恢复速度显著优于利巴韦林。胆木浸膏片联合头孢克肟治疗组患儿的发热、咳嗽、咽痛、咽部充血等上呼吸道临床症状消失时间和炎症因子水平明显均优于单纯头孢克肟治疗组，临床有效率达97.83%[38]。胆木浸膏糖浆联合常规西药治疗后，风寒感冒患儿的临床症状消退时间明显短于常规西药治疗组，联合治疗组的临床有效率也显著高于单纯西药治疗组[39]。

二、用于急性扁桃体炎

胆木浸膏糖浆对6～19岁急性扁桃体炎患者的临床症状如高热、咽喉肿痛、呼吸困难、头痛、头晕等的改善效果明显好于头孢克洛联合喜炎平，且无不良反应发生[40]。胆木浸膏糖浆联合阿莫西林克拉维酸钾治疗儿童急性化脓性扁桃体炎的临床治疗有效率和细菌清除率均优于单用西药组,且无不良反应[41]。胆木浸膏糖浆联合头孢哌酮他唑巴坦钠治疗儿童急性扁桃体炎后,患儿的退热时间、咽痛消失时间明显短于单纯西药治疗组,临床有效率也显著高于单纯西药治疗组[42]。

三、用于其他炎性疾病

胆木浸膏糖浆治疗小儿急性化脓性中耳炎,患儿病情在短时间内得以减轻,耳痛体征也得到有效缓解,且无不良反应的发生[43];联合抗生素治疗小儿急性化脓性中耳炎,能有效提高治疗效果[44]。胆木浸膏糖浆联合传统治疗方法治疗后,急性化脓分泌性中耳炎儿童患者的听力改善程度高达96%,明显高于传统治疗组[45]。胆木浸膏糖浆联合西药(阿莫西林和盐酸氨溴索)治疗后,毛细支气管炎小儿临床疗效显著且咳嗽、肺部纹理症状改善有效率为96%,明显高于阿莫西林和盐酸氨溴索治疗组,且不良反应也明显低于后者[46,47]。在对照组的基础上加用胆木注射液治疗急性结膜炎3 d后,90%的患者眼部自觉症状、眼部体征完全消失或只有1项轻微的症状或体征,无咽痛,无淋巴结肿痛,无发热等其他症状,明显高于对照组[48]。据李迎宾报道[49],胆木浸膏糖浆联合左氧氟沙星治疗下呼吸道感染的临床疗效明显,显著高于单独使用左氧氟沙星治疗,两者临床有效率差异显著。胆木浸膏糖浆联合金栀含漱液治疗牙龈炎,患者的症状得到有效的改善,且没有任何不良反应[50]。

综上所述,胆木制剂临床用于上呼吸道感染、急性扁桃体炎、急性结膜炎、支气管炎、中耳炎等疾病具有明确的疗效(表6-5)。

表6-5 主要药效学试验总结

编号	试验项目（模型）	种属/性别	给药情况途径给药/浓度频次/时间	起效剂量	与4岁儿童临床拟用量的关系	主要试验结果（有明确作用的结果）
1	胆木浸膏糖浆对幼龄大鼠乙型溶血性链球菌致实验性急性咽炎模型的影响研究	16～18日龄,♂♀各半,SD大鼠	1. 途径:灌胃 2. 剂量/浓度:12.6、25.2和50.4 g生药/kg 3. 频次/时间:qd×5 d	12.6 g生药/kg	给药剂量分别相当于4岁儿童临床拟用量的1、2和4倍	受试药能改善咽部黏膜下层炎细胞(淋巴细胞和浆细胞为主)浸润、纤维组织增生、水肿、出血等病理改变,且呈现一定量的量效关系。结果提示,受试药可缓解乙型溶血链球菌致急性咽炎的病理损伤

续表 6-5

编号	试验项目（模型）	种属/性别	给药情况途径给药/浓度频次/时间	起效剂量	与4岁儿童临床拟用量的关系	主要试验结果（有明确作用的结果）
2	胆木浸膏糖浆对氨水咽部喷雾致幼龄大鼠的急性咽炎的影响研究	16～18日龄，♂♀各半，SD大鼠	1. 途径：灌胃 2. 剂量/浓度：25.2、50.4和100.8 g生药/kg 3. 频次/时间：qd×5 d	25.2 g生药/kg	给药剂量分别相当于4岁儿童临床拟用量的2、4和8倍	受试药能明显改善咽部组织黏膜上皮角化层不同程度脱落、黏膜层不同程度坏死、水肿，且呈现一定的量效关系。结果提示，受试药可缓解氨水咽部喷雾致急性咽炎的病理损伤
3	胆木浸膏糖浆体内抗病毒试验研究	16～18日龄，♂♀各半，ICR小鼠	1. 途径：灌胃 2. 剂量/浓度：28、56和112 g生药/kg 3. 频次/时间：qd×5 d	28 g生药/kg	给药剂量分别相当于4岁儿童临床拟用量的2、4和8倍	受试药低剂量组可降低流感病毒感染小鼠的死亡率，生命延长率为12.50%；受试药低、中、高剂量组对仙台病毒感染小鼠的生命延长率分别为13.7%、10.96%、15.07%。结果提示，受试药可延长流感病毒、仙台病毒感染动物生存时间
4	胆木浸膏糖浆体内抗菌试验研究	16～18日龄，♂♀各半，ICR小鼠	1. 途径：灌胃 2. 剂量/浓度：28、56和112 g生药/kg 3. 频次/时间：qd×6 d	28 g生药/kg（肺链球菌试验）；112 g生药/kg（肺炎克雷伯菌试验）	给药剂量分别相当于4岁儿童临床拟用量的2、4和8倍	肺炎链球菌试验结果：受试药低、中、高剂量组死亡病例数分别为5/20例、4/20例和3/20例，死亡率分别为25%、20%和15%，均低于模型组（8/20例，死亡率40%）。结果提示，受试药抵抗肺炎链球菌所致感染 肺炎克雷伯菌试验结果：受试药低、中、高剂量组死亡病例数分别为17/20例、18/20例和13/20例，死亡率分别为85%、90%和65%，均低于模型组（18/20例，死亡率90%）。结果提示，高剂量受试药抵抗肺炎克雷伯菌所致感染

续表6-5

编号	试验项目（模型）	种属/性别	给药情况途径给药/浓度频次/时间	起效剂量	与4岁儿童临床拟用量的关系	主要试验结果（有明确作用的结果）
5	胆木浸膏糖浆对干酵母诱发幼龄大鼠发热模型解热试验研究	16～18日龄，♂♀各兼有，SD大鼠	1.途径:灌胃 2.剂量/浓度:25.2、50.4和100.8 g生药/kg 3.频次/时间:单次	25.2 g生药/kg	给药剂量分别相当于4岁儿童临床拟用量的2、4和8倍	受试药低、中、高剂量组大鼠体温和体温升高值 Δt 显著低于模型对照组。结果提示,受试药具有解热作用
6	胆木浸膏糖浆对内毒素致幼龄新西兰兔发热模型解热试验研究	35日龄，♂♀兼用，新西兰兔	1.途径:灌胃 2.剂量/浓度:10、20和40 g生药/kg 3.频次/时间:单次	10 g生药/kg	给药剂量分别相当于4岁儿童临床拟用量的2、4和8倍	受试药低、中、高剂量组兔体温和体温刁高值 Δt 显著低于模型对照组。表明受试药具有解热作用。结果提示,受试药具有解热作用
7	胆木浸膏糖浆对幼龄大鼠发汗的影响试验研究	16～18日龄，♂♀各半，SD大鼠	1.途径:灌胃 2.剂量/浓度:25.2、50.4和100.8 g生药/kg 3.频次/时间:qd×5 d	25.2 g生药/kg	给药剂量分别相当于4岁儿童临床拟用量的2、4和8倍	受试药低、中、高剂量组空泡化汗腺细胞数和汗腺细胞空泡率均明显增加。结果提示,受试药有促进汗腺分泌的作用
8	胆木浸膏糖浆对二甲苯致幼龄小鼠耳肿胀试验研究	16～18日龄，♂，ICR小鼠	1.途径:灌胃 2.剂量/浓度:14、28和56 g生药/kg 3.频次/时间:qd×5 d	14 g生药/kg	给药剂量分别相当于4岁儿童临床拟用量的1、2和4倍	受试药低、中、高剂量组小鼠右耳切片重量、耳肿胀毒均降低,具有显著性差异。结果提示,受试药具有抗炎活性
9	胆木浸膏糖浆对冰醋酸致幼龄小鼠毛细血管通透性试验研究	16～18日龄，♂♀各半，ICR小鼠	1.途径:灌胃 2.剂量/浓度:14、28和56 g生药/kg 3.频次/时间:qd×5 d	14 g生药/kg	给药剂量分别相当于4岁儿童临床拟用量的1、2和4倍	受试药低、中、高剂量组造模后均能显著降低毛细血管通透性。结果提示,受试药具有抗炎活性

续表 6-5

编号	试验项目（模型）	种属/性别	给药情况途径给药/浓度频次/时间	起效剂量	与4岁儿童临床拟用量的关系	主要试验结果（有明确作用的结果）
10	胆木浸膏糖浆对幼龄小鼠醋酸扭体试验研究	16 ～ 18日龄，♂♀各半，ICR 小鼠	1. 途径：灌胃 2. 剂量/浓度：14、28 和 56 g生药/kg 3. 频次/时间：qd×5 d	14 g生药/kg	给药剂量分别相当于4岁儿童临床拟用量的1、2 和 4 倍	受试药低剂量有延长扭体反应潜伏期和减少扭体次数的趋势，受试药中、高剂量均能显著延长扭体反应潜伏期和减少扭体次数，结果提示，受试药具有镇痛作用
11	胆木浸膏糖浆对幼龄小鼠甲醛致痛试验研究	16 ～ 18日龄，♂♀各半，ICR 小鼠	1. 途径：灌胃 2. 剂量/浓度：28、56 和 112 g生药/kg 3. 频次/时间：qd×5 d	28 g生药/kg	给药剂量分别相当于4岁儿童临床拟用量的2、4 和 8 倍	受试药低、中、高剂量组动物在 10～30 min 的Ⅱ相观察期内的累计疼痛反应时间均明显减少。结果提示，受试药具有抑制外周炎反应疼痛的作用
12	胆木浸膏糖浆对幼龄小鼠碳粒廓清试验研究	16 ～ 18日龄，♂♀各半，ICR 小鼠	1. 途径：灌胃 2. 剂量/浓度：14、28 和 56 g生药/kg 3. 频次/时间：qd×7 d	14 g生药/kg	给药剂量分别相当于4岁儿童临床拟用量的1、2 和 4 倍	受试药低剂量组吞噬指数高于模型对照组，但无统计学差异；受试药中剂量组廓清指数和吞噬指数高于模型对照组，但无统计学差异；受试药高剂量组廓清指数、吞噬指数均显著升高。结果提示，受试药具有改善非特异性免疫功能降低的作用和趋势
13	胆木浸膏糖浆对幼龄小鼠血清溶血素试验研究	16 ～ 18日龄，♂♀各半，ICR 小鼠	1. 途径：灌胃 2. 剂量/浓度：14、28 和 56 g生药/kg 3. 频次/时间：qd×7 d	14 g生药/kg	给药剂量分别相当于4岁儿童临床拟用量的1、2 和 4 倍	受试药低、中、高剂量明显增加 CTX 致免疫力降低的小鼠血清混合液（鸡血红细胞+补体+小鼠血清）的吸光度。结果提示，受试药具有改善特异性免疫功能降低的作用

续表 6-5

编号	试验项目（模型）	种属/性别	给药情况途径给药/浓度频次/时间	起效剂量	与4岁儿童临床拟用量的关系	主要试验结果（有明确作用的结果）
14	胆木浸膏糖浆对幼龄小鼠迟发型超敏反应的影响试验研究	16～18日龄，♂♀各半，ICR小鼠	1. 途径：灌胃 2. 剂量/浓度：14、28和56 g生药/kg 3. 频次/时间：qd×6 d	14 g生药/kg	给药剂量分别相当于4岁儿童临床拟用量的1、2和4倍	受试药低、中、高剂量组耳郭肿胀度均明显减轻。受试药具有抑制迟发型变态反应的作用
15	胆木浸膏糖浆对动物气管纤毛黏液运动的影响试验研究	35日龄兔离体气管	1. 途径：离体气管给药 2. 剂量/浓度：0.0375、0.075和0.15 g生药/mL 3. 频次/时间：单次	0.0375 g生药/mL	给药剂量分别相当于4岁儿童临床拟用量的2、4和8倍	受试药低、中、高剂量组对离体气管纤毛黏液的运行时间减少，运行速率加快均具有一定的作用，且随剂量的增加该作用趋势越明显。结果提示，受试药具有一定的祛痰作用
16	胆木浸膏糖浆对枸橼酸致幼龄豚鼠咳嗽模型止咳试验研究	1周龄，♂♀兼有，Hartley豚鼠	1. 途径：灌胃 2. 剂量/浓度：20.6、41.2和82.4 g生药/kg 3. 频次/时间：qd×6 d	20.6 g生药/kg	给药剂量分别相当于4岁儿童临床拟用量的2、4和8倍	受试药低、中、高剂量组咳嗽次数具有明显减少和减少的作用趋势，高剂量组差异有统计学意义。结果提示，受试药具有一定的止咳作用
17	胆木浸膏糖浆对二幼龄小鼠气管酚红排泌的影响试验研究	16～18日龄，♂♀各半，ICR小鼠	1. 途径：灌胃 2. 剂量/浓度：28、56和112 g生药/kg 3. 频次/时间：qd×5 d	28 g生药/kg	给药剂量分别相当于4岁儿童临床拟用量的2、4和8倍	受试药低、中、高剂量组气管酚红排泌量具有明显增加和增加的作用趋势，高剂量组差异有统计学意义。结果提示，受试药具有一定的祛痰作用

参考文献

[1]陈健妙.珍稀野生植物乌檀的开发利用[J].中国野生植物资源,2003,22(4):38-39.

[2]胡远艳,田建平.乌檀属植物的研究进展[J].海南大学学报(自然科学版),2007,25(2):206-209.

[3]苏奎,龚敏,周静,等.胆木叶抗MRS活性研究[J].安徽农业科学,2009(25):3.

[4]胡欣.乌檀化学成分分离分析与相关成分活性,药动学研究[D].沈阳:沈阳药科大学,2009.

[5]宣伟东,陈海生,卞俊.中药胆木活性成分研究[C].全国海洋生物技术与海洋药物学术会议暨全国海洋药物学术研讨会.2006.

[6]何勇,黄金平,吴荣艳.胆木水煎液的体外抗菌作用研究[J].华西药学杂志,2012,27(5):604-605.

[7]陈梦菁,侯林林.乌檀抗菌成分的研究[J].Journal of Integrative Plant Biology,1984(3):56-58.

[8]徐超,徐晓军,尹庆锋.胆木浸膏提取物体外抗菌活性筛选与药效评价[J].中国研究型医院,2018,5(6):5.

[9]李娜,曹亮,丁岗,等.异长春花苷内酰胺抗菌、抗病毒作用研究[J].中国实验方剂学杂志,2012,18(15):170-174.

[10]姜燕,王永艳.阿奇霉素与胆木注射液联合应用对肺炎双球菌作用的研究[J].河北医药,2012,34(17):2.

[11]章晨峰,曹亮,衡晴晴,等.胆木叶片抗大鼠急性咽炎作用研究[J].中国实验方剂学杂志,2015(23):97-100.

[12]蔡兴俊,黄奕江,郑亚妹.胆木提取物对哮喘小鼠肺泡灌洗液中炎性细胞及细胞因子的影响[J].中国热带医学,2018,18(5):427-429.

[13]TAO J Y,DAI S J,ZHAO F,et al. New ursane-type triterpene with NO production suppressing activity from Nauclea officinalis[J].J Asian Nat Prod Res,2012,14(2):97-104.

[14]曹亮,李娜,姜雅琼,等.胆木叶提取部位群的抗炎镇痛作用[J].中国实验方剂学杂志,2011.17(24):124-127.

[15]ZHAI X T,ZHANG Z Y,JIANG C H,et al. Nauclea officinalis inhibits inflammationin LPS-mediatedRAW 264.7 macrophages by suppressing the NF-kB signaling pathway[J].Journal of Ethnopharmacology,2016,183:159-165.

[16]宋乐苓.乌檀的化学成分及生物活性研究[D].济南:济南大学.

[17]LIU Q L,CHEN A H,TANG J Y,et al. A new indole alkaloid with anti-inflammatory

activity from Nauclea officinalis[J]. Nat Prod Res.

[18]LI D Y,CHEN J Q,YE J Q,et al. Anti-inflammatory effect of the six compounds isolated from Nauclea officinalis Pierrc ex Pitard,and molecular mechanism of strictosamide via suppressing the NF-κB and MAPK signaling pathway in LPS-induced RAW 264.7 macrophages[J]. J Ethnopharmacol. ,2017:66-74.

[19]MINERI I,IKUMI K,KAZUMASA Z,et al. Vasorelaxant effects on rat aortic artery by two types of indole alkaloids, naucline and cadamine [J]. J Nat Med. ,2013,67(2): 399-403.

[20]ZHAO F,CHEN L,ZHANG M L,et al. Inhibition of Lipopolysaccharide-Induced iNOS and COX-2 Expression by Indole Alkaloid,3-(Hydroxymethyl)-6,7-Dihydroindolo[2, 3-a]Quinolizin-(12H)-one,via NF-κB Inactivation in RAW 264.7 Macrophages[J]. Planta Med. ,2013,79(9):782-787.

[21]高香奇,李诚丛,周星.黎药裸花紫珠与胆木组合的药效学研究[J].中国民族民间医药,2017,26(6):34-38.

[22]孙敬勇.胆木和山香圆化学成分及其生物活性研究[D].济南:山东大学,2008.

[23]张伟敏,肖健雄,符致坚,等.胆木叶提取物的抗氧化活性研究[J].林产化学与工业,2009,29(4):82-86.

[24]李琴.乌檀和泽泻的药效物质基础研究[J].杭州:浙江大学,2012.

[25]刘建利.喜树碱的仿生合成:一个四分之一世纪的故事[J].有机化学,2003(5):432-437.

[26]陈家全,王慧,张志远,等.短小舌根草苷的制备及其在大鼠体内代谢产物的UPLC-QTOF/MS鉴定[J].中国药科大学学报,2015,46(6):677-682.

[27]SUN J Y,LOU H X,DAI S J,et al. Indole alkoloids from Nauclea officinalis with weak antimalarial activity[J]. Phytochemistry. ,2008,39(37):1405-1410.

[28]全国中草药汇编小组.全国中草药汇编-上册[M].北京:人民卫生出版社,1975:535-554.

[29]时毓民,俞建,汪永红,等.胆木浸膏片治疗小儿急性上感的临床小结[C].全国中西医结合儿科第十次学术会议论文集.海口:中国中西医结合学会,2002.

[30]韩振新.胆木注射液治疗小儿急性上呼吸道感染观察[J].实用中医药杂志,2004,20(12):701.

[31]孟玲娟.胆木注射液治疗小儿急性上呼吸道感染疗效观察[J].河北中医,2009,31(8):1213-1214.

[32]刘伟,李含英,张秋月,等.小儿感冒发热患者采用胆木浸膏糖浆治疗疗效观察[J].中国社区医师,2016,32(27):100,102.

[33]石霖.胆木浸膏糖浆与儿感宁口服液治疗小儿风寒感冒效果比较[J].中国保健营养,2016,26(27):283-284.

[34]廖凯.胆木浸膏糖浆治疗小儿病毒性感冒临床效果及安全性分析[J].中外医学研究,2017,15(1):18-19.

[35]蒲向阳.小儿病毒性流感应用胆木浸膏糖浆综合治疗临床效果观察[J].大家健康(下旬版),2016,10(9):34.

[36]邱和声,吴涛,廖莉,等.胆木浸膏片联合头抱克肟治疗上呼吸道感染的临床研究[J].现代药物与临床,2019,34(4):1016-1019.

[37]蒋守福,赵传杰,陈波.胆木浸膏糖浆治疗小儿风寒感冒临床效果观察[J].中外医药研究,2018,22:16-17.

[38]韦炜,何跃,易志强.胆木浸膏糖浆治疗急性扁桃体炎患者临床疗效[J].中国社区医师,2016,32(33):107,09.

[39]吴世畅.胆木浸膏糖浆联合西药治疗小儿急性化脓性扁桃体炎临床疗效[J].大家健康(下旬版),2016,10(9):25.

[40]黄学晓,张世民,罗旋.胆木浸膏糖浆联合头孢哌酮钠他唑巴坦钠治疗儿童急性扁桃体炎的临床研究[J].现代药物与临床,2019,34(8):2407-2409.

[41]孟繁田.小儿急性中耳炎采用胆木浸膏糖浆综合治疗疗效分析[J].大家健康(下旬版),2016,10(9):216.

[42]曾春荣.小儿急性化脓性中耳炎采用胆木浸膏糖浆联合抗生素治疗的效果观察[J].中国社区医师,2016,32(27):103,105.

[43]梁彬.小儿分泌性中耳炎采用胆木浸膏糖浆治疗效果分析[J].医药前沿,2016,6(33):147-148.

[44]李丰.胆木浸膏糖浆治疗小儿毛细支气管炎临床效果观察[J].中国现代药物应用,2016,10(16):222-223.

[45]石远滨.小儿急性支气管炎患者采用胆木浸膏糖浆综合治疗效果观察[J].医药前沿,2016,6(33):141-142.

[46]黄莉萍,廖霞.胆木注射液治疗急性传染性结膜炎的观察及护理[J].当代护士:学术版(中旬刊),2015,(2):73-74.

[47]李迎宾.胆木浸膏糖浆治疗下呼吸道感染临床效果观察[J].内蒙古中医药,2016,35(15):9.

[48]杨雪,孙璞.胆木浸膏糖浆辅助治疗小儿牙跟炎临床疗效观察[J].大家健康(下旬版),2016,10(9):43.

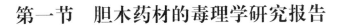

第七章　胆木及胆木制剂的毒理学研究

第一节　胆木药材的毒理学研究报告

胆木为海南少数民族民间草药,使用历史悠久,始见于广州部队编《常用中草药手册》和《全国中草药汇编》等书籍,收载于《中华人民共和国药典》(1977 版)、《黎族药志》(2010 版第二册)、《海南省中药材标准》(2011 年版)。胆木的功能与主治:清热解毒,消肿止痛。用于感冒发热,咽喉肿痛,外耳道疖肿,急性结膜炎,皮肤疖肿,急性黄疸,胃痛[1]。

胆木毒副作用较小,安全性高。杨卫丽等[2]以最大浓度及给药体积的胆木水提物和胆木总生物碱对小鼠灌胃给药,来考察胆木不同提取部位的急性毒性。连续观察 7 d 后,小鼠一切活动正常,未出现死亡。水提物的最大给药量为 400 g/kg 体质量,相当于成人日用量的 200 倍;胆木总生物碱给药量为 24 g/kg,均未见任何毒性反应。

赵映淑等[3]对降香、海南广藿香、益智、胆木等 22 种南药水提物进行急性毒性研究,其中胆木的水提取物未测出 LD_{50},表明其基本无毒。

李冬玉将[4]200 μg/mL 浓度异常春花苷内酰胺与 RAW264.7 巨噬细胞共孵育,发现该浓度下仍然无细胞毒性。

第二节　胆木浸膏制剂的毒理学研究

胆木性寒、味苦,有清热解毒、消肿止痛之功效,常用于感冒发热、肺炎、肠炎、痢疾、湿疹、皮疹、脓疡等病的治疗。国内目前有胆木注射液、胆木浸膏片及胆木浸膏糖浆等中药制剂,临床用于急性扁桃腺炎、急性咽喉炎、急性结膜炎及上呼吸道感染等症。

一、胆木浸膏片毒性研究

(一)急性毒性实验研究及结论

胆木浸膏片临床上给药为口服,试验期间未见异常毒性症状出现,试验测得小鼠 ig

给予胆木浸膏片为MTD为18.18 g·kg^{-1}，相当临床上提供人日用量0.096 g·kg·d^{-1}的189倍，表明拟定人用剂量毒性较小。

（二）长期毒性试验研究及结论

胆木浸膏片大鼠长期毒性试验大鼠ig给予胆木浸膏片3周无毒性反应剂量为5.76 g/(kg·d)，为临床人日用量的60倍，说明胆木浸膏片长期应用，毒性较小，也无停药后的动物迟缓性毒性。

二、胆木浸膏糖浆毒性研究

（一）研究一[5]

方法：结合人类与SD大鼠各阶段脏器功能和系统生长发育过程，分为3个阶段给药设计，分别对PND4、PND15、PND40的幼龄大鼠连续经口给予LW1705高、中低剂量18 d、31 d、66 d，停药恢复期各15 d。检测指标包括：一般观察、体重、体格检查（顶臀长、四肢长、胸腹围）、摄食量（断乳后）、生理发育检查、神经反射功能检查、仔鼠自发行为的检查、骨骼检查（骨密度、骨矿比）、尿常规、血液采集以进行血液学、凝血功能、生化学检测、激素含量检测、免疫球蛋白含量检测、肝药酶含量检测以及脏器重量、脏器系数、组织病理学检查、骨组织计量学测定等。

结果：第一阶段LW1705高剂量组动物给药后全部出现稀便等胃肠道反应，给药第9天（PND12约相当于2岁龄儿童）上述反应完全恢复，第二阶段LW1705高剂量组动物给药后全部出现稀便等胃肠道反应，给药第7天（PND20约相当于3岁龄儿童）上述反应完全恢复，第三阶段一般观察未见异常。第一阶段高、中、低剂量组动物的血糖升高，停药15 d后可恢复，第二、第三阶段动物的血糖未见相关性改变；第一阶段高、中、低剂量组动物物均出现脾脏重量增加，脾小结变大，数量增多等变化，停药15 d后可恢复，第二、第三阶段动物的脏器重量、脏器系数、组织病理学检查未见相关性变化。各阶段生理发育检查、神经反射功能检查、仔鼠自发行为的检查、骨骼检查（骨密度、骨矿比）、激素含量检测、免疫球蛋白含量检测、肝药酶含量检测均未见相关性变化。

结论：在第一、第二（相当于3～7岁龄儿童）阶段给药前期动物出现稀便等胃肠道反应，是由于幼龄动物胃肠道功能未发育完善导致，第三阶段（相当于8～13岁龄儿童）胃肠道功能发育成熟后未见上述反应。第一阶段脾脏体积与病理学的改变，第一阶段血糖升高，第二、三阶段未见相关性变化，表明LW1705在各脏器功能和系统功能发育前阶段给药可能会使各器官、系统产生代偿性的改变。

(二)研究二[5]

1. 第一阶段,每日一次灌胃给药,给药剂量设计

组别	给药剂量/(g/kg) 以生药量计	相当于1岁儿童临床给药剂量倍数	给药体积/(mL/kg)
纯水	—	—	5.0
LW1705 高剂量组	140	13.0	
LW1705 中剂量组	46.5	4.3	
LW1705 低剂量组	15.5	1.4	

注:将LW1705的1岁儿童临床拟用量(48 g生药/d)按体表面积等效剂量法折算成1周龄大鼠等效剂量,以相当于预期临床等效剂量的值作为LW1705低剂量的给药剂量,以最大暴露剂量作为LW1705高剂量,再按照一定的比例倍数递减设计试验剂量。

2. 第二阶段,每日一次灌胃给药,给药剂量设计

组别	给药剂量/(g/kg) 以生药量计	相当于4岁儿童临床给药剂量倍数	给药体积/(mL/kg)
纯水	—	—	10.0
LW1705 高剂量组	280	19.0	
LW1705 中剂量组	93	6.3	
LW1705 低剂量组	31	2.1	

注:将LW1705的4岁儿童临床拟用量(96 g生药/d)按体表面积等效剂量法折算成3周龄大鼠等效剂量,以相当于预期临床等效剂量的值作为LW1705低剂量的给药剂量,以最大暴露剂量作为LW1705高剂量,再按照一定的比例倍数递减设计试验剂量。

3. 第三阶段,每日一次灌胃给药,给药剂量设计

组别	给药剂量/(g/kg) 以生药量计	相当于成人临床给药剂量倍数	给药体积/(mL/kg)
纯水	—	—	15.0
LW1705 高剂量组	420	24	
LW1705 中剂量组	140	8	
LW1705 低剂量组	47	2.7	

注:将LW1705的成人临床拟用量按体表面积等效剂量法折算成大鼠等效剂量,以相当于预期临床等效剂量的值作为LW1705低剂量的给药剂量,以最大暴露剂量作为LW1705高剂量,再按照一定的上例倍数递减减设计试验齐量。

研究通过 3 个阶段来考察 LW1705 是否会在幼龄大鼠发育过程中产生毒理效应,使用分段设计可以更好的观察到 LW1705 对不同年龄阶段幼龄大鼠的影响差异,更好地为临床试验提供依据。三个阶段的结果表明,通过体征观察提示在第一阶段、第二阶段 LW1705 高剂量组幼龄大鼠在给药期间均出现稀便等胃肠道反应,恢复期未见异常;第三阶段临床观察未见异常。提示第一、二阶段幼龄大鼠消化系统发育不完全,此时给药易产生胃肠道反应。第一、二、三阶段幼龄大鼠的体重、摄食量、生理发育指标、神经反射功能指标、自发行为检查指标、体格发育指标均未见与 LW1705 相关的效应。体征检验结果显示 LW1705 中、高剂量组各阶段给药期和恢复期均见 ALT、AST、TG、LDH 水平下降,GLU 水平显著上升,有一定的剂量关系。ALT、AST、TG、LDH 分别是检测肝功能、血脂、心脏功能的重要指标,临床提示,当这些指标的水平值上升可能会引起各种肝病、冠心病以及心肌疾病等,但本研究结果显示 ALT、AST、TG、LDH 指标水平值均有所降低,结合病理结果判断 LW1705 未对肝脏和心脏造成病理反应,在临床上可对 ALT、AST、TG、LDH 指标的变化进行观察;GLU 水平显著上升提示在临床上应重点关注 LW1705 对儿童血糖的影响,避免儿童高血糖的发生。尿液检查结果提示,给药期尿液 pH 值有所升高,可能会影响体内酸碱平衡或肾脏的调节功能,但恢复期尿液 pH 值恢复正常,病理检测结果中也未发现肾脏损伤,判断 LW1705 对大鼠肾脏发育未造成影响,临床可关注 LW1705 给药期间儿童尿液 pH 值的变化。其他指标(血液学、免疫球蛋白、性激素、生长激素、肝药酶、骨密度)均未见与 LW1705 相关的效应。病理指标检查第一阶段中、高剂量可见脾脏重量及系数增加、恢复期恢复;其余阶段脏器重量及系数未见与药物相关的效应。组织病理学检查第一阶段各给药组可见不同程度的脾脏内脾小结面积增大,数量增多,有一定剂量相关性,停药恢复后 15 d 完全恢复;第二、三阶段各脏器检查未见与 LW1705 相关的改变。因此,在免疫系统发育前阶段给药可能会使免疫器官产生代偿性的变化,虽然此变化可以在停药后恢复但在临床上仍然要重点关注 LW1705 对儿童脏器发育的影响。

　　综合 3 个阶段的结果表明,随着幼龄大鼠年龄的增长,大鼠消化系统、脏器系统逐渐发育完善,LW1705 对大鼠胃肠道以及脾脏的影响逐渐消失,但在 3 个阶段中 LW1705 对血液生化指标中 ALT、AST、TG、LDH 和 GLU 的水平始终存在持续的影响。在第一、二、三阶段中,LW1705 对大鼠各阶段的体重、摄食量、生理发育指标、神经反射功能指标、大鼠自发行为指标、体征检验指标(血液学、凝血功能、骨骼、免疫球蛋白、激素和血液生化其余指标)以及病理其余检查指标均为造成毒理反应,提示在大鼠出生后到大鼠成年前灌胃给予 LW1705 均未对大鼠的生理发育功能、中枢神经系统功能、免疫系统功能、生殖系统功能、脏器发育功能、骨骼发育功能等产生毒性反应以及延迟毒性的出现或毒性可逆作用。因此通过临床前药物安全性评价的实验研究,能够清楚地了解到 LW1705 在临床试验中研究者们应该重点关注的靶向系统或器官,及时消除或降低毒性反应发生的风险,为儿童用药提供更安全的保障。LW1705 在第一、二阶段幼龄大鼠消化系统发育不完全时给药,幼龄大鼠易产生胃肠道反应;第三阶段大鼠消化系统已发育成熟,未产生此类胃肠道反应。第一阶段 LW1705 可造成幼龄大鼠脾脏内不同程度的脾小结面积增大,数量增多,提示 LW1705 在免疫系统发育前阶段给药可能会使免疫器官产生代偿性的变化,此变化可以在停药后恢复;第二、三阶段 LW1705 均未对脏器系统的发育产生影响。综合 3 个阶段结果显示 LW1705 可造成各个阶段 ALT、AST、TG、LDH 水平下降,GLU 升高;第三阶段尿液 pH 值升高,在临床给药时可增加对以上变化指标的关注,并对儿童血糖进行检测,避免儿童高血糖的发生;LW1705 均未对其他生理发育指标、神经反射功能指标、自发行为指标、体征检验及病理检查指标造成影响。

(三)研究三[5]

1. 单次给药毒性试验[胆木浸膏糖浆对幼龄大鼠(PND21)急性毒性试验研究]

试验购买怀孕 15 d 的孕鼠,进行适应性观察,在孕鼠妊娠 20 d 起,每日检查两次待产母鼠(上午、下午各 1 次),观察母鼠阴道是否出血。发现母鼠难产及分挽结束后应及时记录。母鼠生产后当天仔鼠为 PND0,对出生后的仔鼠进行外观检查(注意每窝观察后及时消毒双手,避免仔鼠沾染其他气味),淘汰外观有异常或畸形的仔鼠。大鼠出生后 20 日龄时,筛选大体检查、生长发育指标合格及体重符合正常生长曲线的动物,分成 2 组,即胆木浸膏糖浆组、阴性对照组,每组 20 只,雌雄各半。动物出生后 21 日龄按剂量以及体重进行以 10 mL/kg 一日内单次灌胃给药,给药后连续观察至少 6 h,以后每天观察 1 ~ 2 次,持续观察 2 周。进行动物临床观察内容:外观体征、行为活动、腺体分泌、呼吸、排泄物性状、饮食情况、中毒反应和死亡情况等。给药后详细记录所有动物的死亡情况、中毒症状及中毒反应的起始时间、严重程度、持续时间、是否可逆等。存活动物按计划进行系统剖检,进行大体解剖检查,异常脏器固定后进行组织病理学检查。对主要结果讨论及评价如下。

临床观察结果:给药当天,胆木浸膏糖浆组给药当天有 10/20 例动物从给药后 2 ~ 4 h 开始陆续出现棕褐色或褐色、棕色稀便、肛周粘有棕色或褐色粪便,当天未见恢复。胆木浸膏糖浆组及阴性对照组均没有出现动物死亡。观察期 14 d 内,SD 大鼠摄食量、体重结果:胆木浸膏糖浆组的摄食量、体重均保持增长,与阴性对照组比较无明显差异。大体剖检各例动物均未见明显异常变化。

综上所述,根据本试验研究结果可以认为,胆木浸膏糖浆以最大给药剂量 280 g/kg(以生药量计)经口给予幼龄 SD 大鼠,可引致半数动物在给药当天出现稀便的反应;可认为胆木浸膏糖浆对幼龄 SD 大鼠的最大耐受剂量> 280 g/kg(以生药量计)。

2. 重复给药毒性试验(胆木浸膏糖浆幼龄动物毒理试验)

胆木浸膏糖浆为纯中药单方制剂。参照《儿科用药非临床安全性评价指导原则》(征求意见稿)(2017.03)的要求,结合胆木浸膏糖浆的临床拟用法用量以及胆木浸膏糖浆自身特点,在 GLP 条件下,本课题开展了"胆木浸膏糖浆对 4 日龄大鼠连续经口给药 18 d

毒性试验研究""胆木浸膏糖浆对 15 日龄大鼠连续经口给药 31 d 毒性试验研究""胆木浸膏糖浆对 40 日龄大鼠连续经口给药 66 d 毒性试验研究"3 个专题研究,从不同日龄开始(4 日龄、15 日龄、40 日龄,分别对应人类新生儿和婴幼儿、儿童和青少年阶段)对幼龄 SD 大鼠连续经口给予胆木浸膏糖浆,考察其对幼龄 SD 大鼠产生的毒性反应及其严重程度(包括发育毒性和靶器官毒性等),观察是否有与受试物相关的新的和/或独特的毒性发现或与年龄有关的敏感性差异。

试验购买怀孕 15 d 的孕鼠,进行适应性观察,在孕鼠妊娠 19 d 起,每日至少检查两次待产母鼠(上午、下午各 1 次),观察母鼠阴道是否出血。发现母鼠难产及分娩结束后应及时记录。母鼠生产后当天仔鼠为 PND0,对出生后的仔鼠进行外观检查(注意每窝观察后及时消毒双手,避免仔鼠沾染其他气味),淘汰外观有异常或畸形的仔鼠。大鼠出生后 2 日龄时将每窝产仔鼠调整为雌、雄各 4 只,采用整窝设计(whole-litter design)法进行分组,随机重新将所有幼仔组窝抚养,将来源于不同窝幼仔组成的新窝(新窝中不含原窝幼仔),整窝分配到一个组别中。每个阶段试验分别设 4 组,即胆木浸膏糖浆低、中、高剂量组、阴性对照组。每组 4 窝,每窝 8 只,共 48 窝 384 只。动物按设定时间和剂量给药,给药后每天至少进行 1 次动物临床观察,内容为:外观、体征、腺体分泌、呼吸、粪便性状、饮食情况、中毒反应、吸乳情况和动物死亡情况等;同时按计划进行生理发育检查、神经反射功能检查、仔鼠自发行为的检查、体格检查、体重、骨骼检查、临检血液采集以进行血液学、凝血功能、生化学检测、骨髓检测、尿液检查、生长激素检测、性激素检测、免疫系统功能检测、肝药酶检测。试验期间如发现动物死亡或处于濒死状态(麻醉后进行安乐死),立刻进行大体剖检,并固定脏器,进行病理组织学检查。存活动物按计划麻醉后放血处死,进行系统解剖检查及取材、骨髓细胞分类检查、脏器称重等;睾丸、眼球用 Davidson′s 固定,其他脏器用 10% 中性福尔马林溶液进行固定,后进行脱水、包埋、切片、染色及病理组织学检查。

(1)第一阶段

胆木浸膏糖浆设高剂量(140 g/kg,以生药量计)、中剂量(46.5 g/kg,以生药量计)、低剂量(15.5 g/kg,以生药量计),按体表面积折算,相当于 1 岁龄儿童临床用量的 13.0、4.3、1.4 倍,自 4 日龄(约相当于人类婴儿时期,<1 岁)起开始经口给药,5 mL/kg,每日 1 次,连续给药 18 d。

结果显示:

1)临床观察结果:从 PND4 ~ PND9(给药后第 1 ~ 6 天),高剂量组有 32 例动物出现棕黄色稀便的现象,PND12(给药后第 9 天)完全恢复。给药末期病理组织学检查中,消化系统相关脏器均未见明显异常变化。以上反应考虑该年龄段幼鼠尚处于哺乳期,消化系统发育尚未完善,药液较为黏稠,且适应给药后未再出现,判断为无毒理学意义。

2)低、中、高剂量组体重、摄食量、体格、骨骼、生长发育指标、神经反射功能指标、自发行为活动指标、凝血功能、骨髓细胞分类、生长激素检测、性激素检测、免疫系统功能检测、肝药酶检查均未见具有毒理学意义的改变。

3）给药末期，低、中、高剂量组动物的网织红细胞数（RET）、网织红细胞比率（RET%）增加，停药15 d后基本恢复；给药末期病理组织学检查中，胸骨、股骨相关脏器均未见明显异常变化，胸骨骨小梁面积和周长测量结果未见异常。考虑该年龄段动物正处于生长发育快速期，骨髓造血细胞活跃，引起的正常范围内变化，故倾向于判断与受试物无关，无毒理学意义。

4）给药末期中、高剂量组动物天门冬氨酸氨基转移酶（AST）、乳酸脱氢酶（LDH）降低，雌雄动物均有相关性变化，停药15 d后部分动物可恢复，此变化无诊断学意义，相关脏器病理学组织检查未见异常。

5）给药末期低、中、高剂量组动物均出现脾脏重量增，加脾小结变大，数量增多等变化，且其变化程度存在明显的剂量关系；给药结束恢复15 d后，以上组织学变化完全恢复。相关血液学、生化学、免疫球蛋白等指标均未见异常。考虑为动物免疫代偿性变化，非药物毒性引起的作用。

6）给药末期低、中、高剂量均可引起 SD 大鼠血糖（GLU）升高，停药15 d后基本恢复；给药末期病理组织学检查中，胰腺等相关脏器未见相关性的异常变化，消化系统相关脏器也未见明显异常变化，作用机制有待于作进一步探讨。该年龄段 SD 大鼠处于哺乳期，消化系统尚未发育完全，且个体生长发育迅速，结合胆木浸膏糖浆对21日龄 SD 大鼠连续给药8 d大鼠血糖的影响补充安全药理学结果显示其给药后血糖变化曲线和给药后2 h血糖均未见有明显的影响，后续第二阶段（15日龄起给药）、第三阶段（40日龄起给药）中亦未见上述变化，倾向于判断无毒理学意义。

根据上述结果认为，胆木浸膏糖浆对4日龄 SD 大鼠连续经口给药18 d后，高剂量（140 g/kg，以生药量计）、中剂量（46.5 g/kg，以生药量计）、低剂量（15.5 g/kg，以生药量计），按体表面积折算，相当于1岁龄儿童临床用量的13.0、4.3、1.4倍，可引起幼龄 SD 大鼠血糖（GLU）升高，停药15 d后基本恢复，反应可逆，后续研究显示其对21日龄 SD 大鼠连续给药7 d大鼠血糖变化曲线和给药后2 h血糖均未见有明显的影响；各剂量脾脏重量增加，脾小结变大，数量增多等变化，停药15 d后完全恢复，考虑为动物免疫代偿性变化，非药物毒性引起的作用。胆木浸膏糖浆对4日龄（约相当于人类婴儿时期，<1岁）SD 大鼠连续给药18 d，可引起幼龄 SD 大鼠血糖升高，停药15 d后基本恢复，未见明显毒性靶器官。

（2）第二阶段

胆木浸膏糖浆设高剂量（280 g/kg，以生药量计）、中剂量（93 g/kg，以生药量计）、低剂量（31 g/kg，以生药量计），按体表面积折算，相当于4岁龄儿童临床用量的19.0、6.3、2.1倍，自15日龄（约相当于人类婴幼儿时期，1~2岁）起开始经口给药，10 mL/kg，每日

1 次,连续给药 31 d。

结果显示:

1)临床观察结果:从 PND15 ~ PND19(给药后第 2 ~ 6 天),高剂量组共有 32 例动物出现棕黄色稀便的现象,PND20(给药后第 7 天)完全恢复,以上反应持续时间短暂无持续性、无剂量相关性,考虑该年龄段幼鼠处于哺乳期转为固体食物交替阶段,消化系统发育尚未完善,药液较为黏稠,且适应给药后未再出现,判断为无毒理学意义。

2)低、中、高剂量组大鼠体重、摄食量、生长发育指标、神经反射功能指标、自发行为活动指标、凝血功能、骨髓细胞分类、脏器重量和脏器系数、生长激素检测、性激素检测、免疫系统功能检测、肝药酶检查均未见具有毒理意学义的改变。

3)高、中、低剂量组动物在给药期 PND42 顶臀长、左前肢长、右前肢长、左后肢长、右后肢长均见小于阴性对照组;在给药期 PND42 胸围、腹围均大于阴性对照组,仅高剂量组动物体重大于阴性对照组,中、低剂量组动物体重未见异常,给药末期动物脏器观察未见异常,且 D46 双能 X 射线分析各身体成分未见明显异常,考虑上述变化幅度较小,在正常变化范围内,未见明显剂量–效应关系,可认为上述变化无毒理学意义。

4)高剂量组雌性动物给药末期骨矿物质比重(BMC)、总重(Total)、骨体积(Bone Volume)大于阴性对照组;雄性动物未见上述变化,病理学检查相关脏器和股骨均未见异常,且上述变化幅度较小,判断无毒理学意义。

5)中、高剂量组雄性动物给药末期白细胞数(WBC)、淋巴细胞数(LYMPH)、淋巴细胞比率(LYMPH%)升高,中性粒细胞比率(NEUT%)降低;相关脾脏、肠系膜淋巴结、胸腺等免疫器官未见明显病变,相关免疫球蛋白、红细胞相关未见明显差异,恢复期未见相关变化,雌性动物未见相关变化;故倾向于判断此变化与受试物无关,无毒理学意义。

6)中、高剂量组动物丙氨酸氨基转移酶(ALT)、天门冬氨酸氨基转移酶(AST)、碱性磷酸酶(ALP)有所降低,且呈一定的剂量关系,停药 15 d 后此变化未见恢复,由于此变化无诊断学意义,且肝脏未见相关性的异常变化,故倾向于判断无毒理学意义。高、中剂量组动物肌酸磷酸激酶(CK)、乳酸脱氢酶(LDH)降低,且呈一定的剂量关系,停药 15 d 后此变化未见恢复,由于此变化无诊断学意义,肝脏、心脏等相关脏器未见相关性的异常变化,故倾于判断无毒理学意义。

7)给药末期高剂量组动物尿 pH 升高,蛋白质(PRO)、胆红素(BIL)均呈现阳性反应,雄性动物尿比重(SG)降低,停药 15 d 后可恢复;肾脏、膀胱等泌尿系统相关脏器组织病理学检查未见异常,相关生化学指标都未见异常。

根据上述结果认为,胆木浸膏糖浆对 15 日龄 SD 大鼠连续经口给药 31 d,相当于 1 岁儿童临床拟用量的 19.0 倍剂量可引起幼龄 SD 大鼠尿常规检查中尿 pH 值升高,蛋白质(PRO)、胆红素(BIL)均呈现阳性反应,雄性动物尿比重(SG)降低,停药恢复 15 d 后可恢复。胆木浸膏糖浆对 15 日龄 SD 大鼠连续经口 31 d 后未见明显毒性靶器官,无毒反应剂量(NOAEL)为 93 g 生药/kg 剂量组,按体表面积折算相当于 4 岁龄儿童临床用量6.3 倍。

（3）第三阶段

胆木浸膏糖浆设高剂量(420 g/kg,以生药量计)、中剂量(140 g/kg,以生药量计)、低剂量(47 g/kg,以生药量计),按体表面积折算,相当于成人临床用量的 24、8、2.7 倍,自40 日龄(约相当于人类青少年时期)起开始经口给药,15 mL/kg,每日 1 次,连续给药66 d。

结果显示:

1)临床观察结果:动物临床观察未见异常。

2)低、中、高剂量组大鼠体重、摄食量、体格、骨骼、神经反射功能指标、自发行为活动指标、血液学指标、凝血功能、血液生化学、眼科检查、骨髓细胞分类、脏器重量和脏器系数、病理组织学检查、生长激素检测、性激素检测、免疫系统功能检测、肝药酶检查均未见具有毒理学意义的改变。

3)高剂量组动物给药末期蛋白质(PRO)、酮体(KET)均呈现阳性反应,停药 15 d 后完全恢复,肾脏、膀胱等泌尿系统相关脏器组织病理学检查未见异常,相关生化学指标未见异常。

根据上述结果认为,胆木浸膏糖浆对 40 日龄 SD 大鼠连续经口给药 66 d,按体表面积折算,相当于成人临床剂量的 24.0 倍,可引起幼龄 SD 大鼠尿常规检查中蛋白质(PRO)、酮体(KET)呈现阳性反应,停药恢复 15 d 后均完全恢复;胆木浸膏糖浆对 40 日龄 SD 大鼠连续经口 66 d 后未见明显毒性靶器官,无毒反应剂量(NOAEL)为 140 g 生药/kg 剂量组,按体表面积折算相当于成人临床剂量的 8 倍。

综上所述:

1)胆木浸膏糖浆对 4 日龄 SD 大鼠连续经口给药 18 d 后,140、46.5、15.5 g 生药/kg,按体表面积折算,相当于 1 岁龄儿童临床用量的 13.0、4.3、1.4 倍剂量下,可引起幼龄 SD大鼠血糖升高,停药 15 d 后基本恢复,反应可逆,后续研究显示其在 1、2、4 倍剂量下对21 日龄 SD 大鼠连续给药 8 d 大鼠药后血糖变化曲线和给药后血糖均未见明显的影响,考虑在短期小剂量用药导致高血糖风险会较低。

2)胆木浸膏糖浆对 15 日龄连续给药 31 d 后,280 g 生药/kg(相当于 4 岁龄儿童临床用量 19 倍)、对 40 日龄 SD 大鼠连续给药 66 d 后 420 g 生药/kg(相当于成人临床用量24 倍)剂量可导致尿常规检查部分动物蛋白质(PRO)、胆红素(BIL)、酮体(KET)有呈现阳性反应,停药恢复 15 d 后均完全恢复,对肾功能指标、膀胱、肾病理检查均未见影响,考虑为药物作用。

3)胆木浸膏糖浆以 140、46.5、15.5 g 生药/kg(相当于 1 岁龄儿童临床用量的 13.0、4.3、1.4 倍)对 4 日龄(约相当于人类婴儿时期,<1 岁)SD 大鼠连续给药 18 d,可引起幼

龄 SD 大鼠血糖(GLU)升高,停药 15 d 后基本恢复,未见明显毒性靶器官,短期用药和其他年龄段毒理试验未见上述变化,可认为短期用药引起高血糖风险较低。胆木浸膏糖浆对 15 日龄(约相当于人类婴幼儿时期,1～2 岁)SD 大鼠连续经口给药 31 d 后无毒反应剂量(NOAEL)为 93 g/kg(以生药量计),按体表面积折算,相当于 4 岁龄儿童临床用量 6.3 倍。胆木浸膏糖浆对 40 日龄 SD 大鼠连续经口给药 66 d 后无毒反应剂量(NOAEL)为 140 g/kg(以生药量计),按体表面积折算,相当于成人临床用量 8 倍。

4)胆木浸膏糖浆对 4 日龄、15 日龄、66 日龄 SD 大鼠未见明显毒性;建议临床研究时,应注意控制胆木浸膏糖浆的用药剂量和最小给药年龄,定期进行血糖、尿常规各指标检查、脾脏和肾功能的检查[5]。

三、胆木及其制剂不良反应(事件)研究

胆木制剂自上市以来,广泛用于临床,未曾接收严重不良反应报告和信息通报。胆木品种截止 2022 年以来未发生过产品质量投诉和质量公告曝光。

通过对多个学术数据库中关于胆木、胆木浸膏糖浆安全性和不良反应进行文献检索,仅发现两篇报道有不良反应文献:其一是用胆木浸膏糖浆联合用药治疗小儿毛细支气管炎,明显提高治疗总有效率,降低不良反应的发生率。文献记录,在接受治疗后,部分患者出现头晕、腹泻、恶心等不良反应[6],因联合用药未确切是由胆木浸膏糖浆引起的;其二是单用胆木浸膏糖浆治疗小儿病毒性感冒,总有效率明显高于利巴韦林治疗组,治疗后的不良反应发生率低于利巴韦林治疗组,但未指出具体的不良反应情况[7]。

四、毒理学研究

毒理学研究总结见表 7-1。

表 7-1 毒理学研究总结

试验项目	动物	给药情况	与药效学起效剂量的关系	与临床拟用量的关系	主要研究结果
胆木浸膏糖浆对幼龄大鼠血糖的影响	21 日龄,♂♀ 各半,SD 大鼠	0、12.6、25.2、50.4 g 生药/kg	分别等效于药效学(大鼠)起效剂量的 1、2、4 倍(按体表面积计算)	为 4 岁龄儿童临床用量的 1、2、4 倍(按体表面积计算)	胆木浸膏糖浆低、中、高剂量在 12.6 g/kg、25.2 g/kg 和 50.4 g/kg(以生药量计),相当于 4 岁儿童临床拟用量的 1、2、4 倍剂量下单给药和连续给药 8 d 后对幼龄大鼠血糖均未见有明显的影响

续表 7-1

试验项目	动物	给药情况	与药效学起效剂量的关系	与临床拟用量的关系	主要研究结果
胆木浸膏糖浆对幼龄大鼠（PND21）急性毒性试验研究	21日龄，♂♀各半，SD大鼠	0、280 g生药/kg	分别等效于药效学（大鼠）起效剂量的28倍	为4岁龄儿童临床用量的28倍（按体表面积计算）	胆木浸膏糖浆以最大给药剂量280 g/kg（以生药量计）经口给予幼龄SD大鼠，可引致半数动物在给药当天出现稀便的反应；可认为胆木浸膏糖浆对幼龄SD大鼠的最大耐受剂量>280 g/kg（以生药量计）
胆木浸膏糖浆对4日龄大鼠连续经口给药18 d毒性试验研究	4日龄，♂♀各半，SD大鼠	0、140（最大给药剂量）、46.5、15.5 g生药/kg连续灌胃给药18 d	分别等效于药效学（大鼠）起效剂量的13、4.3、1.4倍	为1岁龄儿童临床用量的13.0、4.3、1.4倍（按体表面积计算）	胆木浸膏糖浆对4日龄SD大鼠连续经口给药18 d后，高剂量（140 g/kg，以生药量计）、中剂量（46.5 g/kg，以生药量计）、低剂量（151.5 g/kg，以生药量计），按体表面积折算，相当于1岁龄儿童临床用量的13.0、4.3、1.4倍，可引起幼龄SD大鼠血糖升高，停药15 d后基本恢复，反应可逆，后续研究显示其对21日龄SD大鼠连续给药7 d大鼠血糖变化曲线和给药后2 h血糖均未见有明显的影响；各剂量脾脏重量增加，脾小结变大，数量增多等变化，停药15 d后完全恢复，考虑为动物免疫代偿性变化，非药物毒性引起的作用。胆木浸膏糖浆对4日龄（约相当于人类婴儿时期，<1岁）SD大鼠连续给药18 d,可引起幼龄SD大鼠血糖升高，停药15 d后基本恢复，未见无毒反应剂量，毒性反应可逆
胆木浸膏糖浆对15日龄大鼠连续经口给药31 d毒性试验研究	15日龄，♂♀各半，SD大鼠	0、280（最大给药剂量）、93、31 g生药/kg连续灌胃给药31 d	分别等效于药效学（大鼠）起效剂量的19、6.3、2.1倍	为4岁龄儿童临床用量的19、6.3、2.1倍（按体表面积计算）	给药末期，高剂量（280 g生药/kg按体表面积折算，相当于4岁龄儿童临床用量19倍）组动物尿常规检查中尿PH升高，蛋白质、胆红素均呈现阳性反应，雄性动物尿比重降低，停药15 d后可恢复。胆木浸膏糖浆对15日龄SD大鼠连续口径31 d后无毒反应剂量（NOAEL）为93 g生药/kg，按体表面积折算，相当于4岁龄儿童临床用量6.3倍

续表7-1

试验项目	动物	给药情况	与药效学起效剂量的关系	与临床拟用量的关系	主要研究结果
胆木浸膏糖浆对40日龄大鼠连续口径给药66 d毒性试验研究	40日龄，♂♀各半，SD大鼠	0、420（最大给药剂量）、140、47 g生药/kg连续灌胃给药66 d	分别等效于药效学（大鼠）起效剂量的24、8、2.7倍	为成人临床用量的24、8、2.7倍（按体表面积计算）	给药末期，高剂量（420 g生药/kg，按体表面积折算，相当于成人临床用量24倍）组动物尿常规检查中蛋白质、酮体均呈现阳性反应，停药15 d后均完全恢复。胆木浸膏糖浆对40日龄SD大鼠连续经口66 d后无毒反应剂量（NOAEL）为140 g生药/kg，按体表面积折算，相当于成人临床用量8倍

参考文献

[1]海南省食品药品监督管理局.海南省中药材标准（第一册）[M].南海出版公司,2011：39-42.

[2]杨卫丽,赖伟勇,张俊清,等.黎药胆木不同提取部位急性毒性实验研究[J].时珍国医国药,2010,21(3):568-569.

[3]赵映淑,赵毓梅,张兴,等.22种南药水提物急性毒性试验研究[C].海南省药学会2011年学术年会论文集.2011:194-199.

[4]Li D Y,Chen J Q,Ye J Q,et al. Anti-inflammatory effect of the six compounds isolated from Nauclea officinalis Pierrc ex Pitard,and molecular mechanism of strictosamide via suppressing the NF-κB and MAPK signaling pathway in LPS-induced RAW 264.7 macrophages[J]. J Ethnopharmacol.,2017,196:66-74.

[5]李丰.胆木浸膏糖浆治疗小儿毛细支气管炎临床效果观察[J].中国现代药物应用,2016,10(16):222-223.

[6]廖凯.胆木浸膏糖浆治疗小儿病毒性感冒临床效果及安全性分析[J].中外医学研究,2017,15(1):18-19.

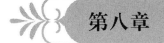

第八章　胆木的临床研究

第一节　胆木制剂的临床应用研究进展

一、胆木浸膏糖浆

(一)治疗小儿感冒发热和病毒性流感

刘伟等[1]将小儿感冒发热患者118例,随机分为对照组和观察组各59例;对照组采用常规治疗,观察组应用胆木浸膏糖浆治疗,观察胆木浸膏糖浆的临床疗效;结果观察组的治疗总有效率为94.9%,对照组的治疗总有效率81.4%;观察组的退热率为96.6%,对照组的退热率为79.6%;观察组疗效明显高于对照组。蒲向阳[2]以68例小儿病毒性流感患者作为研究对象,随机将其平均分为两组;对照组应用利巴韦林颗粒进行治疗,观察组给予胆木浸膏糖浆进行治疗;经治疗后,观察组患者的病情缓解率为94.12%,明显高于对照组的83.35%;提示临床上应用胆木浸膏糖浆治疗小儿病毒性流感患者,病情缓解率高,临床效果显著。

(二)急性扁桃体炎

韦炜等[3]将130例急性扁桃体炎患者随机平分为对照组和观察组;对照组给予头孢克洛缓释片治疗,同时静脉注射喜炎平;观察组给予胆木浸膏糖浆治疗;结果显示,观察组治疗总有效率为98.45%,明显高于对照组的92.31%,且观察组未出现不良反应;表明临床应用胆木浸膏糖浆治疗急性扁桃体炎,效果良好且无不良反应,值得临床普及应用。

(三)治疗牙龈炎

杨雪等[4]应用胆木浸膏糖浆临床治疗牙龈炎患者50例,并以金栀含漱液组50例作为对照;结果显示,采用胆木浸膏糖浆治疗的观察组其治疗总有效率为96%,而对照组的治疗总有效率为80%;由此可见,采用胆木浸膏糖浆对牙龈炎进行治疗,治疗总有效率有显著提高,值得临床推广应用。

(四)治疗小儿中耳炎

梁彬[5]将100例小儿分泌性中耳炎患者分为对照组和观察组各50例,对照组给予传统治疗,而观察组应用胆木浸膏糖浆进行治疗;结果观察组治疗总有效率为96%,而对照组治疗总有效率为80%;两组疗效比较显示,应用胆木浸膏糖浆治疗小儿中耳炎可显著提高临床疗效,并且未出现不良反应,值得临床推广应用。

二、胆木注射液

(一)治疗泌尿系统感染

何勇等[6]将临床100例大肠埃希菌所致尿路感染患者随机平分为两组;观察组给予胆木注射液治疗,对照组给予环丙沙星注射液治疗;结果观察组治疗总有效率为88%,对照组为90%,两组疗效相当;但胆木注射液的不良反应比环丙沙星注射液少,安全性较高,完全可应用于临床。

(二)治疗急性上呼吸道感染

孟玲娟[7]将106例小儿急性上呼吸道感染患者随机分为对照组与观察组各53例,观察组应用胆木注射液进行治疗,对照组应用利巴韦林注射液进行治疗;结果观察组治疗总有效率为96.2%,显著高于对照组的84.9%;表明临床应用胆木注射液治疗小儿急性上呼吸道感染,可提高治疗总有效率,值得普及推广。韩振新[8]应用胆木注射液临床治疗小儿急性上呼吸道感染48例,并与利巴韦林注射液进行疗效对照;结果治疗第5天后,观察组治愈率高达100%,而对照组治愈率只有87.5%;并且观察组不良反应例数较对照组少,疗效明显优于对照组。

(三)治疗结膜炎

相关研究表明[9,10],胆木注射液临床治疗结膜炎,患者在使用过程中未出现不良反应,3 d后治愈率高达90%,能够快速缓解患者眼睑肿胀、睑结膜充血、疼痛等不适症状,可节省患者的就诊医治时间,减轻患者痛苦,患者易于接受,值得临床推广。

(四)治疗腮腺炎

郁星峰[11]采用胆木注射液肌注治疗流行性腮腺炎26例,同时以金黄散局部外敷;对照组应用利巴韦林进行治疗;观察临床应用胆木注射液治疗腮腺炎的疗效;结果胆木注射液组的治疗总有效率为92.3%,腮腺肿大消除平均天数为(2.77 ± 1.32)d;对照组总有效率为70.8%,腮腺肿大消除平均天数为(4.12 ±1.76)d;说明应用胆木注射液治疗腮腺炎疗效好、起效快,值得临床应用推广。

三、胆木浸膏片

(一)治疗急性上呼吸道感染

时毓民等[12]临床采用胆木浸膏片治疗小儿急性上呼吸道感染患者29例,对照组16

例采用银黄片治疗;结果显示,治疗组的总有效率为84.4%,明显高于对照组的53.1%;两组症状消失情况比较,治疗组明显优于对照组;说明胆木浸膏片治疗小儿急性上呼吸道感染疗效更为显著。

四、联合用药

此外,临床上常以胆木制剂联合用药来治疗相关疾病,也取得了良好的治疗效果。姜燕等[13]考察了胆木注射液与阿奇霉素联合用药与单用胆木注射液、阿奇霉素对肺炎双球菌的解热效果;结果显示,胆木注射液与阿奇霉素联用可显著增强对肺炎双球菌的解热效果。曾春荣[14]应用胆木浸膏糖浆联合抗生素治疗急性化脓性中耳炎患者100例,并与单独给药抗生素患者100例进行疗效对照观察;结果观察组治疗总有效率为96%,明显高于对照组的70%,治疗效果显著。石远滨[15]将100例小儿急性支气管患者随机分为对照组和观察组各50例,对照组患儿采用常规药物治疗,观察组患儿给予常规药物联合胆木浸膏糖浆进行治疗;结果观察组治疗总有效率为96.9%,明显高于对照组的77.9%;观察组不良反应率为4.9%,明显低于对照组的18.6%,说明采用胆木浸膏糖浆联合常规药物治疗小儿急性支气管炎疗效显著,安全性高。总之,胆木制剂联合用药在解热抗炎、抗病毒、抗支原体和提高免疫力等方面临床疗效显著,具有推广应用价值,值得深入研究。

第二节 胆木浸膏制剂的上市后再评价研究

胆木预防和治疗感染性疾病有悠久历史。20世纪20~40年代,"琼崖纵队"和"红色娘子军"在被武装封锁期间,药物极其紧缺,胆木大量用于治疗发热、上呼吸道感染和妇女疾病,被誉为"红色革命草药"。1962年广州部队后勤卫生部将其研制成单方制剂"胆木片"。相比之下,胆木浸膏糖浆2007年才上市,并广泛用于治疗儿童AURI。然而说明书无儿童适应证,且目前尚缺乏支持儿童使用胆木的高质量证据。总之,胆木的应用历史悠久,其新型制剂胆木浸膏糖浆在临床广泛使用,但缺乏高质量循证研究。因此,本研究旨在探索胆木治疗儿童AURI的有效性、安全性,为临床合理使用胆木提供证据。

儿童药物临床试验由于伦理、招募困难、药物开发利润低等原因,常常难以开展或进展缓慢,导致药物在儿童中使用的有效性和安全性评价证据不足,影响儿科临床中药品的可及性和使用规范性[16]。随着中医药临床实践、卫生决策和国际化发展,对中医药研究的质量提出更高的要求。采用国际公认的临床研究方法,生产中医药临床有效性和安全性证据,有利于促进合理用药,提高医疗质量、患者安全和资源使用效率,这将是解决现有中医药所面临挑战的关键途径。

与传统随机对照试验不同,真实世界研究可有效解决伦理、招募困难、成本高、人群代表性等问题[17]，在 TCM 和儿童药物评价研究中具有独特优势。一方面，真实世界研究作为一种新的途径已逐步用于支持儿童药物和 TCM 的研发与审评，包括新药注册、扩展适应症、完善剂量方案等[18]。另一方面，真实世界研究也为儿童药物、TCM 的临床使用和相关医药政策的制定提供证据[19]。

多项研究亦评估了胆木浸膏糖浆在儿童群体的临床应用[20,21,22,23,24]，研究均显示胆木浸膏糖浆治疗儿童 AURI 具有良好的有效性和安全性，但研究的样本量普遍较小且质量较差，如未报告研究设计、随访方式、结果测量标准，未采用随机分配隐藏方法和盲法等。本研究结果显示胆木浸膏糖浆治疗儿童 AURI 非劣于小儿豉翘清热颗粒；两组在次要疗效指标方面无统计学差异；在安全性方面胆木浸膏糖浆不良事件发生率低于小儿豉翘清热颗粒。本研究为胆木浸膏糖浆治疗儿童 AURI 的临床应用提供高质量证据。

本研究优势如下。首先，与现有研究相比，本研究样本量足够大以保证足够的统计效能。本研究的纳排标准、有效性和安全性指标以及实施流程均参考中国权威标准、指南和教材，从而保证研究的可靠性和科学性[20-23]。其次，本研究排除下呼吸道感染、细菌性感染及过敏性鼻炎等疾病，同时排除就诊前已服用抗病毒及类似作用药物的病例，明确适应症人群，提高研究对象同质性，并减少研混杂因素对结果的影响。第三，本研究详细记录研究期间研究对象出现的疾病进展，如换诊断（包括支气管炎、肺炎、支气管肺炎、热性惊厥等）以及合并用药（包括抗生素、TCM、对症治疗药物等）。在统计分析时，采用多因素分析控制这类潜在的混杂因素，减少其对疗效结果造成的偏倚。并采用亚组分析和敏感性分析，探索交互作用以及结果的稳健性。第四，本研究选择小儿豉翘清热颗粒作为阳性对照，该药不仅药品说明书有儿童适应证，也是目前临床治疗儿童 AURI 常用 TCM 之一。小儿豉翘清热颗粒较苦，不利于儿童服用，可能降低依从性，而胆木浸膏糖浆的味道优于小儿豉翘清热颗粒。此外，胆木的成本低于豉翘。最后，本研究的纳入排除标准较随机对照试验宽松，且治疗方案和合并用药情况更符合临床实践情况，更好地反映药物在实际医疗环境中的疗效和安全性。

本研究尽管采用多因素分析和 PSM 控制混杂偏倚，但由于未知混杂因素，结果可能仍存在一定偏倚。同时，和所有单中心研究一样，均存在样本代表性局限，建议外推时考虑人群和应用条件的一致性。

表8-1　两组患儿PSM前后基线特征情况分布及组间比较

变量	PSM前				PSM后			
	玻翘组 ($n=520$)	胆木组 ($n=516$)	p	SMD	玻翘组 ($n=250$)	胆木组 ($n=250$)	p	SMD
年龄(岁)			<0.001	0.456			0.213	0.157
1 ~	120 (23.1)	71 (13.8)			37 (14.6)	34 (13.4)		
2 ~	355 (68.3)	320 (62.2)			173 (68.1)	160 (63.0)		
6 ~ 18	45 (8.7)	124 (24.0)			44 (17.3)	60 (23.6)		
性别			0.107	0.104			0.477	0.071
男	295 (56.7)	266 (51.6)			129 (50.8)	138 (54.3)		
女	225 (43.3)	250 (48.4)			125 (49.2)	116 (45.7)		
平素健康			<0.001	0.231			0.384	0.090
健康	484 (93.1)	444 (86.0)			231 (90.9)	224 (88.2)		
一般/差	36 (6.9)	72 (14.0)			23 (9.1)	30 (11.8)		
诊断疾病类型			0.067	0.118			1.000	0.001
急性扁桃体炎/咽炎	186 (35.8)	156 (30.2)			80 (31.5)	80 (31.5)		
小儿上呼吸道感染	334 (64.2)	360 (69.8)			174 (68.5)	174 (68.5)		
合并用药数量(种)			0.829	0.058			0.593	0.123
1	164 (31.5)	154 (29.8)			73 (28.7)	80 (31.5)		
2	179 (34.4)	173 (33.5)			90 (35.4)	81 (31.9)		
3 ~	150 (28.8)	158 (30.6)			80 (31.5)	86 (33.9)		
对症治疗药物	486 (93.5)	475 (92.1)	0.451	0.054	237 (93.3)	242 (95.3)	0.444	0.085
抗菌药物	72 (13.8)	66 (12.8)	0.683	0.031	34 (13.4)	33 (13.0)	1.000	0.012
中成药	73 (14.0)	106 (20.5)	0.007	0.173	51 (20.1)	51 (20.1)	1.000	0.001
其他药物	108 (20.8)	96 (18.6)	0.425	0.054	57 (22.4)	53 (20.9)	0.747	0.038
复方制剂	407 (78.3)	441 (85.5)	0.003	0.188	209 (82.3)	220 (86.6)	0.221	0.120
解热镇痛	238 (45.8)	108 (20.9)	<0.001	0.546	84 (33.1)	75 (29.5)	0.444	0.076
抗组胺	74 (14.2)	98 (19.0)	0.048	0.128	53 (20.9)	45 (17.7)	0.431	0.080
镇咳祛痰	10 (1.9)	19 (3.7)	0.127	0.107	9 (3.5)	11 (4.3)	0.820	0.040
第一天症状评分 Median[Q1,Q3]	4.0 [4.0,6.0]	5.0 [4.0,6.0]	0.078	0.099	5.0 [4.0,7.0]	5.0 [4.0,6.0]	0.589	0.001

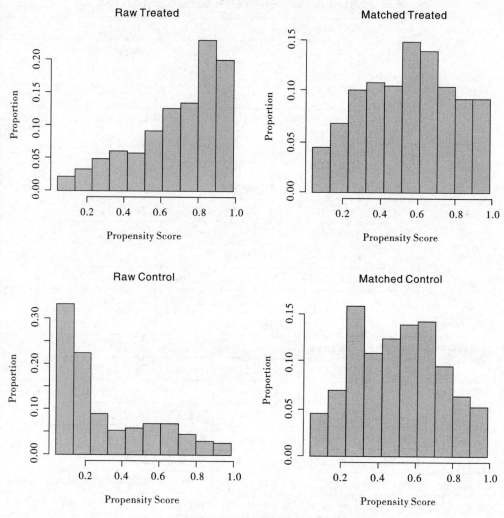

图8-1 倾向评分匹配前后两组样本分布直方图

综上所述,就 AURI 治疗有效性而言,胆木在缩短症状痊愈时间方面非劣于豉翘。与豉翘组相比,胆木组退热时间较短,症状缓解时间、依从性和入院率两组间无统计学差异。安全性方面,胆木组不良事件发生率低于豉翘组。

备注:真实世界研究方案简述。

★研究设计

采用真实世界、前瞻性队列设计。研究场所为四川大学华西第二医院儿科门诊、急诊,研究时间为2018年7月至2020年6月。

★分组情况

按医生用药医嘱分为暴露组和对照组,暴露组为胆木浸膏糖浆(1~3岁,5 mL/次,3次/d;4~7岁,10 mL/次,3次/d;8~13岁,10 mL/次,4次/d)及基础治疗;对照组为小儿豉翘清热颗粒 3 次/d(1 ~ 3 岁,2 ~ 3 g;4 ~ 6 岁,3 ~ 4 g;7 ~ 9 岁,4 ~ 5 g;>10 岁,6 g)及基础治疗。基础治疗为临床常规对症治疗,包括但不限于解热镇痛药、抗组胺药、祛痰药、镇咳及减充血剂等。两组患儿疗程均为 3 ~ 5 d。

★样本量

本研究采用非劣效设计。基于类似研究结果,研究组儿科临床专家认为儿童 AURI 症状痊愈时间相差 12 h(0.5 d)具有临床意义,故本研究非劣效界值设为 11 h。文献报道豉翘治疗 AURI 症状痊愈时间为 98±46 h。非劣效检验采用单侧 $\alpha = 0.025$,$\beta = 0.2$。计算每组例数为 116 例,考虑脱落失访 20% ,每组例数为 145 例,实际按每组 150 例实施,两组共计 300 例,再考虑倾向评分匹配(Propensity score matching, PSM),将病例数乘以 4 倍,总样本量约为 1200 例。

★讨论

本研究选择 PSM 后的 RMST 分析作为主分析,采用 95% CI 进行非劣效性分析。结果表明,胆木浸膏糖浆在缩短患儿 AURI 症状痊愈时间方面非劣于小儿豉翘清热颗粒。PSM 前两组基线特征不平衡,因此无法直接比较两组症状痊愈时间。PSM 前,豉翘组痊愈时间较短,可能是由于平素健康状况较好、第一天症状评分较低、解热镇痛药物的使用率较高。PSM 后,仅保留两组中匹配基线特征的病例,排除其余病例。PSM 前两组基线不平衡,存在混淆偏倚影响结果估计,因此本研究使用 PSM 后的 RMST 结果作为主分析[25]。PSM 后,匹配队列进行事后随机化,平衡两组基线特征,确保效应估计的准确性。

第三节 胆木浸膏制剂的小样本临床观察

一、上呼吸道感染治疗

急性上呼吸道感染是由各种病毒或细菌等病原菌侵犯鼻、咽或喉部引起的急性炎症的总称,是临床较为常见的一种呼吸内科疾病。其中病毒所致感染最为常见,大约占原发性上呼吸道感染患者的 90% 以上。该疾病通常病情较轻、病程短,预后良好,但其发病率较高并具有一定的传染性,若治疗不及时还会导致肺炎、中耳炎、脑膜炎等疾病的发生,严重危害人们的身体健康。故临床应及时采取有效的药物来干预此病。复方盐酸伪麻黄碱缓释胶囊是一种复方制剂,主要由盐酸伪麻黄碱和马来酸氨苯那敏组成。该药物可有效缓解感冒引起的鼻塞、流涕、打喷嚏等症状,但对急性上呼吸道感染,其单独用药效果欠佳综上所述,胆木浸膏胶囊联合复方盐酸伪麻黄碱缓释胶囊治疗可提高成人上呼吸道感染的临床疗效,尽快缓解患者临床症状,降低机体炎症反应,提高机体免疫力[26]。

(一)治疗扁桃体炎

急性扁桃体炎是儿科临床常见病多发病,主要是由于致病菌侵犯扁桃体,引起局部充血水肿甚至化脓,临床以发热、咽痛、咳嗽等为主要表现。由于儿童生理病理特点,该病极易引起儿童支气管炎甚至肺炎,加之发热、咽痛等不适,严重影响了患儿健康甚至生长发育。治疗上以抗菌治疗为主。胆木浸膏糖浆为纯中药制剂,是治疗急性扁桃体炎等急性炎症的有效药物,不会对患者胃部造成严重刺激,避免出现胃肠不良反应,提升治疗的安全性[27]。黄学晓等[20]研究发现,试验组急性扁桃体炎患者在加用胆木浸膏糖浆下的临床有效率为96.23%,显著高于对照组的84.91%。试验组患的退热时间、咽痛消失时间均显著短于对照组患者,且试验组患者 C 反应蛋白(CRP)、白细胞计数(WBC)、白细胞介素-6(IL-6)和白细胞介素-10 (IL-10)水平明显好于对照组。胡青英等[28]对急性扁桃体炎患者的研究发现,胆木浸膏糖浆组痊愈和显效率为96.60%,单用头孢呋辛酯片为76.60%,并且胆木浸膏糖浆组在减轻咽痛方面的效果更加明显。韦炜等[3]研究发现,试验组使用胆木浸膏糖浆对急性扁桃体炎患者的总有效率为98.45%,显著高于对照组使用头孢克洛缓释片和静脉注射喜炎平的总有效率92.31%。吴世畅[29]对小儿化脓性扁桃体炎患儿的研究发现,在对照组基础上加用胆木浸膏糖浆的试验组总有效率为96.70%,显著高于使用阿莫西林克拉维酸钾的对照组的66.70%,同时试验组的细菌清除率也显著好于对照组。

(二)治疗咽喉炎

咽喉炎包括急性和慢性两种类型,临床上主要采用药物治疗,如氨苄西林胶囊,可对细菌细胞壁的合成产生抑制性作用,并在短时间内使破损的细菌溶解。然而,长期服用可能造成患者的肾功能受损。梁芳[30]的研究显示,在氨苄西林胶囊和地塞米松基础上给予胆木浸膏糖浆治疗咽喉炎,治疗总有效率为97.26%,显著高于对照组的80.82%,且显著缩短咳嗽、咽痛、咽喉部红肿等临床症状消失时间。

(三)治疗普通感冒

石霖通过研究发现,胆木浸膏糖浆组对风寒感冒儿童的总有效率为96%,儿感宁口服液组的总有效率为70%,差异具有统计学意义。重庆市綦江区妇幼保健院的黄均舰和刘伟等均对儿童感冒使用胆木浸膏糖浆的临床效果进行了研究[31],胆木浸膏糖浆组对外感咳嗽风寒的总有效率为95.30%,显著高于对照组的74.40%,差异具有统计学意义。刘伟等[1]的研究发现,胆木浸膏糖浆组对感冒发热患儿的总有效率为94.90%高于对照组的有效率81.40%,差异具有统计学意义。蒋守福等[32]的研究发现,试验组在对照组基础上加用胆木浸膏糖浆对风寒感冒患儿进行治疗,总有效率为94.20%,显著高于对照组患儿的76.50%,差异具有统计学意义。此外,试验组患儿的临床症状消退时间显著短于对照组。廖凯[21]研究发现,经过治疗,试验组采用胆木糖浆治疗,对病毒性感冒患儿的治疗总有效率为95.00%,明显高于对照组的77.50%,差异有统计学意义。

(四)治疗流行性感冒

崔颖[33]的研究发现,试验组对病毒性流感患儿使用胆木糖浆进行治疗,对照组使用利巴韦林进行治疗,总有效率分别为 97.50% 和 85.00%,差异具有统计学意义。蒲向阳[2]对小儿病毒性流感患者的研究发现,试验组使用胆木糖浆治疗和对照组使用利巴韦林进行治疗的总有效率分别为 100.0% 和 85.3%,差异具有统计学意义。此外,试验组的平均住院时间为(7.2±0.2)d,显著短于对照组的(9.0±0.5)d,差异具有统计学意义。陈文智[34]对病毒性流感患者的研究发现,试验组使用胆木糖浆治疗和对照组使用抗病毒颗粒治疗的总有效率分别为 89.43% 和 85.57%,差异不具有统计学意义。此外,试验组患者的发烧、头昏、流鼻涕、四肢软弱无力、咽喉肿痛以及肺咳嗽等主要症状都有较为明显的缓解。

二、下呼吸道感染治疗

(一)治疗下呼吸道感染

李迎宾[35]对下呼吸道感染进行研究,对照组使用盐酸左氧氟沙星氯化钠注射液,试验组使用胆木浸膏糖浆联合左氧氟沙星。使用胆木浸膏糖浆联合左氧氟沙星治疗的总有效率为 84.62%,显著高于使用左氧氟沙星的总有效率 65.38%,差异具有统计学意义。此外,两组的细菌清除率和不良反应率无显著差异。研究说明胆木浸膏糖浆联合盐酸左氧氟沙星用药临床疗效效果更好。

(二)治疗支气管炎

石远滨[15]收集小儿急性支气管炎患者进行研究,对照组使用阿莫西林胶囊和盐酸氨溴索片,试验组在对照组治疗基础上加用胆木浸膏糖浆。研究发现,试验组和对照组的总有效率分别有 96.00% 和 78.00%,差异具有统计学意义。李丰[36]通过对小儿急性支气管炎患者的研究发现,试验组在对照组治疗的基础上加用胆木浸膏糖浆治疗和对照组使用阿莫西林和盐酸氨溴索治疗的总有效率分别为 96.00% 和 78.00%,差异具有统计学意义。

(三)中耳炎的临床观察

孟繁田[37]对小儿急性中耳炎患者的研究发现,试验组使用胆木浸膏糖浆的总有效率为 93.9%,显著高于对照组的 77.60%。此外,用药 24 h 耳痛、鼓膜充血症状显著减轻,3 d 后患者的耳痛症状消失,近 90% 的患者鼓膜充血症状消失。梁彬[5]对分泌性中耳炎患儿的研究发现,试验组在对照组治疗的基础上联合胆木浸膏糖浆,患儿的总有效率为 96%,显著高于对照组的 80%。曾春荣[14]对小儿急性化脓性中耳炎患者的研究发现,使用胆木浸膏糖浆联合抗生素组的总有效率为 96%,显著高于对照组的 70%。

(四)治疗牙龈炎

牙龈炎是临床上一种较为常见的口腔疾病,该病是由于细菌长期感染而引发的牙龈组织发生炎性病变所造成的[38]。中医学认为,牙龈肿痛与牙龈炎大多是由于脉络闭阻、风寒邪毒侵犯以及寒邪凝闭而引起的,属于热毒症,散瘀止痛、祛风除湿以及泄热解毒应当作为主要的治疗方法。杨雪等[4]的研究使用胆木浸膏糖浆对小儿牙龈炎患者进行治疗的总有效率达96%,显著高于对照组的80%。

(五)儿童手足口病治疗

徐晓梅[39]等研究指出,Cox A16 和 EV71 是引起普通型手足口病的主要病毒。这两种病毒可经呼吸道和消化道传播。轻症普通型手足口病患儿的临床表现主要是厌食、发热、手足口等部位出现小疱疹、溃疡等,重症患儿还可出现脑膜炎、脑脊髓膜炎、神经源性肺水肿、循环衰竭等并发症。目前,临床上主要是对普通型手足口病患儿进行抗感染、退热、补液、维持机体的水电解质平衡等治疗。本次研究中为两组患儿使用的抗病毒药物为利巴韦林。利巴韦林可抑制肌苷酸-5-磷酸脱氢酶的活性,阻断肌苷酸转化为鸟苷酸,进而可抑制病毒 RNA 和 DNA 的合成。胆木浸膏糖浆是一种具有清热解毒、消肿止痛功效的中药制剂。本次研究中,对 OBG 组患儿进行常规治疗的同时,加用胆木浸膏糖浆对其进行治疗,取得了较为理想的效果。这说明,用胆木浸膏糖浆辅助治疗普通型手足口病具有良好的可行性和有效性。胆木浸膏糖浆的主要成分是胆木。胆木味苦,性寒,归肺经、大肠经、胆经和膀胱经,具有清热解毒、消肿止痛之功效,常被临床上用于治疗感冒、支气管炎、肺炎、急性扁桃体炎、乳腺炎、胆囊炎、肠炎、尿路感染、湿疹等疾病。现代医学研究表明,胆木浸膏糖浆对多种细菌和病毒具有良好的抑制作用,能缓解由内毒素所引起的体温升高,调节机体的免疫功能。研究显示,对普通型手足口病患儿进行常规治疗的同时,加用胆木浸膏糖浆对其进行治疗可显著缩短其临床症状缓解的时间,改善其免疫功能,提高其临床疗效。

周玉林[40]等研究发现,CRP 是 IL-6 刺激肝脏产生的急性时相反应蛋白,在炎症、创伤、感染等情况下升高,其半衰期短,能敏感地反映机体炎症反应。健康人生理状态下的 CRP 非常低,其升高程度与炎症反应呈正相关,在手足口病病情观察及转归中有显著意义。本研究中治疗组 CRP 恢复优于对照组,差异有统计学意义,此数据亦提示胆木浸膏在抗炎方面较热毒宁具有优势。

人体具有非常强大的免疫系统,包括特异性免疫功能及非特异性免疫功能,特异性免疫功能又细分为细胞免疫和体液免疫。研究认为手足口病尤其重症手足口病感染时机体的细胞免疫功能降低,此时机体会积极提高体液免疫及非特异性免疫功能。国外研究发现肠道病毒71型会使机体对 T 淋巴细胞产生抑制作用,其缘由可能与病毒本身会直接导致宿主淋巴细胞凋亡有关,感染后出现 T 淋巴细胞及 NK 细胞处于低水平状态,这时机体会适时调节体液免疫功能来抵御病毒入侵。本研究主要关注 CD3+细胞(T 淋巴细胞),治疗组与对照组均有一定比例的降低,这与文献报道一致。治疗 3 d 后复查,治疗组 29 例异常仅 5 例恢复正常,对照组 25 例异常 3 例恢复正常,相比差异无统计意义,考虑时间短而特异性免疫功能修复是具有一定的时间,两者有没有差异尚需进一步动态观察研究。

胆木浸膏糖浆作为一种口服药物,创伤小,较之静脉用药家长易于接受。其在儿童手足口病治疗中有明显的疗效,可促进皮肤黏膜损伤修复,明显缩短患儿住院时间,具有一定的推广价值。

参考文献

[1]刘伟,李含英,张秋月,等.小儿感冒发热患者采用胆木浸膏糖浆治疗疗效观察[J].中国社区医师,2016,32(27):2.

[2]蒲向阳.小儿病毒性流感应用胆木浸膏糖浆综合治疗临床效果观察[J].大家健康(下旬版),2016,10(9):34.

[3]韦炜,何跃,易志强.胆木浸膏糖浆治疗急性扁桃体炎患者临床疗效[J].中国社区医师,2016,32(33):2.

[4]杨雪,孙璞.胆木浸膏糖浆辅助治疗小儿牙龈炎临床疗效观察[J].大家健康旬刊,2016.

[5]梁彬.小儿分泌性中耳炎采用胆木浸膏糖浆治疗效果分析[J].医药前沿,2016,6(33):2.

[6]何勇,黄金平,吴荣艳.胆木水煎液的体外抗菌作用研究[J].华西药学杂志,2012,27(5):2.

[7]孟玲娟.胆木注射液治疗小儿急性上呼吸道感染疗效观察[J].河北中医,2009.

[8]韩振新.胆木注射液治疗小儿急性上呼吸道感染观察[J].实用中医药杂志,2004,20(12):1.

[9]赵红兰.胆木注射液滴眼治疗重症药疹所致结膜炎效果观察[J].基层医学论坛,2010,14(11):376.

[10]黄莉萍,廖霞.胆木注射液治疗急性传染性结膜炎的观察及护理[J].当代护士(中旬刊),2015(2):2.

[11]郁星峰.胆木注射液金黄散并用治疗流行性腮腺炎26例[J].实用中医内科杂志,2006(5):88.

[12]时毓民,俞建,汪永红,等.胆木浸膏片治疗小儿急性上感的临床小结[C].全国中西医结合儿科第十次学术会议论文集.北京:中国中西医结合学会,2002:129.

[13]姜燕,王永艳.阿奇霉素与胆木注射液联合应用对肺炎双球菌作用的研究[J].河北医药,2012,34(17):2.

[14]曾春荣.小儿急性化脓性中耳炎采用胆木浸膏糖浆联合抗生素治疗的效果观察[J].中国社区医师,2016,32(27):2.

[15]石远滨.小儿急性支气管炎患者采用胆木浸膏糖浆综合治疗效果观察[J].医药前

沿,2016,6(33):141-142.

[16]国家药品监督管理局.真实世界证据支持药物研发与审评的指导原则(试行)[EB/OL].(2020-01-03)[2020-11-01].www.nmpa.gov.cn/xxgk/ggtg/qtggtg/20200107151901190.html.

[17]Sun X,Tan J,Tang L,Guo J J,et al. Real world evidence:experience and lessons from China[J]. BMJ,2018,360:j5262.

[18]孙鑫,张俊华,王雯,等.制定中国中成药真实世界研究技术指导原则,促进中成药临床研究向决策证据转化.中国循证医学杂志,2020,20(9):993-999.

[19]国家药品监督管理局.真实世界研究支持儿童药物研发与审评的技术指导原则(试行)[EB/OL].(2020-08-27)[2022-11-01].www.nmpa.gov.cn/xxgk/ggtg/qtggtg/20200901104448101.html.

[20]黄学晓,张世民,罗旋.胆木浸膏糖浆联合头孢哌酮钠他唑巴坦钠治疗儿童急性扁桃体炎的临床研究[J].现代药物与临床,2019,34(8):2407-2409.

[21]廖凯.胆木浸膏糖浆治疗小儿病毒性感冒临床效果及安全性分析[J].中外医学研究,2017,15(1):18-19.

[22]刘伟,李含英,张秋月,等.小儿感冒发热患者采用胆木浸膏糖浆治疗疗效观察[J].中国社区医师,2016,32(27):100-102.

[23]XU T,LI X,HUANG M,et al. A preferable approach for the quality control of xiaoer chiqiao qingre granules based on the combination of chromatographic fingerprints and chemometrics. J Anal Methods Chem. 2020;2020:6836981.

[24]陈路佳,唐榕,刘立立,等.小儿豉翘清热颗粒治疗小儿上呼吸道感染的系统评价[J].中国药业,2013,22(14):47-50.

[25]AVORN J,SCHNEEWEISS S. Managing drug-risk information—what to do with all those new numbers. N Engl J Med 2009;361(7):647-9.

[26]王毅,边永君,于秋香.胆木浸膏胶囊联合复方盐酸伪麻黄碱缓释胶囊对成人上呼吸道感染患者疗效、血清 PCT 水平及 T 淋巴细胞的影响[J].现代消化及介入诊疗,2021,S01:0344.

[27]刘腾、常艳璐、王斌.胆木浸膏糖浆的药理作用与临床应用研究进展[J].药品评价,2020,17(16):4.

[28]胡青英,廖武堂.胆木浸膏糖浆治疗急性扁桃体炎60例的临床观察[J].临床医药文献电子杂志,2018,5(23):52.

[29]吴世畅.胆木浸膏糖浆联合西药治疗小儿急性化脓性扁桃体炎临床疗效[J].大家健康,2016,10(9):25.

[30]梁芳.胆木浸膏糖浆辅助治疗咽喉炎对其临床症状的改善效果分析[J].内蒙古中医

药,2016(13):25.

[31]黄均舰.小儿外感咳嗽风寒化热证患儿采用胆木浸膏糖浆综合治疗疗效分析[J].内蒙古中医药,2016(13):24-24.

[32]蒋守福,赵传杰,陈波.胆木浸膏糖浆治疗小儿风寒感冒临床效果观察[J].中外医药研究,2018,1(22):16-17.

[33]崔颖.胆木浸膏糖浆治疗小儿病毒性流感患者的疗效分析[J].世界最新医学信息文摘,2018,18(42):118.

[34]陈文智.病毒性流感患者采用胆木浸膏糖浆治疗效果观察[J].大家健康(上旬版),2017,11(10):142.

[35]李迎宾.胆木浸膏糖浆治疗下呼吸道感染临床效果观察[J].内蒙古中医药,2016(15):9.

[36]李丰.胆木浸膏糖浆治疗小儿毛细支气管炎临床效果观察[J].中国现代药物应用,2016,10(16):222-223.

[37]孟繁田.小儿急性中耳炎采用胆木浸膏糖浆综合治疗疗效分析[J].大家健康(下旬刊),2016,10(9):216.

[38]范晓华.联合应用牙龈炎冲洗器和盐酸米诺环素治疗冠周炎的效果观察[J].世界最新医学信息文摘,2015,12(18):388-390.

[39]徐晓梅,杨志,陈必全.用胆木浸膏糖浆对普通型手足口病患儿进行治疗的效果探讨[J].当代医药论丛,2020,18(1):54-56.

[40]周玉林,成芳芳,孔小行,等.胆木浸膏糖浆治疗手足口病的疗效分析[J].中医学报,2021,36(Z1):238.

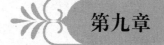

第九章　胆木的临床经验指南

第一节　含胆木的经验方及民间验方

一、《中药大辞典》(2006 年上海科学技术出版社出版)[1]

(一)用法用量

内服:煎汤,0.5～1.0 两。外用:煎水洗。

(二)治疗钩端螺旋体病

将胆木制成注射液(每毫升含胆木乙醇提取物 3 g),每 8 h 肌注 1 次,每次 2～8 mL,用至体温下降后 2～3 d。有出血倾向者加用紫珠草(干品)1 两,水煎 3 次分服。观察 10 例,体温在 4～56 h 内开始下降,体温恢复正常时间平均为 4.3 d,主要症状及体征大部分于用药后 1～7 d 内消失。治程中无明显的副作用,仅部分有轻度腹泻,个别用药后出现高热、畏寒、出汗,类似青霉素的治疗反应。

(三)治疗多种炎症

每天肌内注射胆木注射液 1 mL(相当于生药 1 g),或辅以其他对症治疗。治疗急性扁桃体炎、咽喉炎、上呼吸道感染、支气管炎、肺炎、结膜炎、麦粒肿、牙周脓肿、水痘合并感染、中耳炎、烧伤感染、泌尿系统感染以及手术后预防感染等数百例,大多在 2～3 d 内见效。注射时除局部疼痛外,尚未发现其他不良反应。

二、《海南黎族民间验方集》2014 年主编:戴好富郭志凯中国科学技术
　　出版社出版[2]

(一)第一章内科第二节呼吸内科四、肺结核(23～26 页)

35.处方:乌檀(别名:胆木、熊胆树、树黄柏;黎族名:雅布塞)枝条 10～15 g。用法:水煎服。

（二）第一章内科第二节呼吸内科二十四、感冒（35～35 页）

38.处方:艾纳香10 g、白茅根10 g、桂皮5 g、高良姜10 g、乌檀皮7.5 g、木蝴蝶5 g、葫芦茶5 g、甘草5 g、紫苏5 g。用法:研成细末用开水300 mL 浸泡30 min 后内服。

41.处方:乌檀皮25 g、山茶叶50 g、紫苏叶25 g、葫芦茶50 g、积雪草50 g、蜂巢草50 g、百部50 g、地胆草50 g。用法:加水600 mL 煎成200 mL 内服。

42.处方:黄荆15 g、葫芦茶10 g、地胆草15 g、乌檀皮15 g、山茶叶10 g、积雪草10 g、紫苏15 g、鹊肾树皮15 g。用法:水煎服。

47.处方:乌檀皮2.5 g、黄荆5 g、山茶叶2.5 g、紫苏叶2.5 g、地胆草2.5 g、葫芦茶4 g、木蝴蝶2.5 g、积雪草2.5 g、蜂巢草5 g。用法:加水600 mL,煎成200 mL,分两次服。

49.处方:地胆草10 g、乌檀皮10 g、紫苏5 g、百部5 g、白茅根10 g。用法:加水600 mL,煎成200 mL,顿服或分2～3 次服。

备注:治感冒、伤风、鼻塞、流涕。

（三）第一章内科第二节呼吸内科三十八、上呼吸道感染（62 页）

6.处方:乌檀。用法:乌檀注射液,每次2 mL,相当于生药2 g,每日1 次。

（四）第二章外科第三节泌尿外科九、尿路感染（256 页）

16.处方:乌檀干品25～50 g。用法:水煎服。

（五）第二章外科第四节普通外科九、疖肿（283 页）

29.处方:乌檀适量。用法:煎水外洗。

（六）第二章外科第四节普通外科二十二、下肢溃疡（292 页）

2.处方:乌檀适量。用法:煎水外洗。

（七）第五章感染科四、钩端螺旋体病（355～356 页）

1.处方:乌檀、大青叶、地胆草、紫珠各90 g。用法:水煎服。

（八）第五章感染科七、黄疸型肝炎（362 页）

54.处方:乌檀枝条10～15 g。用法:水煎服。

（九）第六章皮肤科二十九、脚癣（390 页）

12.处方:乌檀叶150 g。用法:晒干磨成粉备用,用时将粉与浓醋调成糊状,涂搽患处。

（十）第六章皮肤科五十一、湿疹（405 页）

46.处方:乌檀适量。用法:煎水外洗。

（十一）第六章皮肤科五十三、体癣（407 页）

3. 处方：乌檀叶 150 g。用法：晒干磨成粉备用，用时将粉与浓醋调成糊状，涂搽患处。

4. 处方：灵芝草、乌檀皮各 100 g、小飞扬草 50 g。用法：按比例去适量浸 75% 乙醇中备用。

（十二）第六章皮肤科五十五、头癣（408 页）

4. 处方：乌檀叶 150 g。用法：晒干磨成粉备用，用时将粉与浓醋调成糊状，涂搽患处。

（十三）第七章五官科第一节耳鼻喉科三、扁桃体炎（424 页）

48. 处方：乌檀干品 25～50 g。用法：水煎服。

（十四）第七章五官科第一节耳鼻喉科十五、咽喉炎（434 页）

26. 处方：乌檀干品 25～50 g。用法：水煎服。

三、《海南黎药第三辑》2019 年唐菲林天东主编海南出版社出版[3]

【黎族民间验方】（18 页）：肺炎、支气管炎、咽喉炎：胆木 10 g、海南野扇花 10 g，煎服。

第二节　胆木浸膏糖浆入选的临床用药指南

一、《儿科中医医疗技术及中成药用药指导（2015 年版）》第 108 页[4]

（二）风热感冒

【主要临床表现】高热，鼻流稠涕，咳嗽，咽痛或咽部充血明显。

【常用中成药】小儿豉翘清热颗粒，小儿双清颗粒，小儿热速清口服液（颗粒），黄栀花口服液，小儿咽扁颗粒，银黄口服液（颗粒、胶囊、片），小儿宝泰康颗粒，清宣止咳颗粒，柴银口服液，鼻渊通窍颗粒，小儿消积止咳口服液珠珀猴枣散，小儿七珍丹，回春散，胆木浸膏糖浆，小儿感冒宁糖浆。

二、《中成药临床应用指南呼吸系统疾病分册（2016 年版）》13～14 页[5]

2.1 单纯型流感轻症

（1）风热犯卫证：发病初期，发热或未发热，咽红不适，轻咳少痰，微汗。舌质红，苔薄或薄腻，脉浮数。

【辨证要点】咽红不适,轻咳,舌质红。

【治法】疏风清热。

【中成药】疏风解毒胶囊、银翘解毒丸（浓缩蜜丸、片、软胶囊）、双黄连合剂（口服液、片、颗粒、胶囊）、胆木浸膏糖浆（表 9-1）。

表 9-1　流行性感冒风热犯卫证可选用的中成药

药品名称	药物组成	功能主治	用法用量	注意事项
胆木浸膏糖浆	胆木	清热解毒,消肿止痛。用于急扁桃腺腺炎,急性咽炎,急性结膜炎及上呼吸道感染	口服。1 次 10 ~ 15 mL,一日 3 ~ 4 次	1. 忌辛辣、生冷、油腻食物 2. 糖尿病患者、儿童应在医师指导下服用 3. 服用 3 d 症状无缓解,应去医院就诊 4. 如正在使用其他药品,使用本品前请咨询医师或药师

三、《中成药临床应用指南儿科疾病分册(2017 年版)》387 页[6]

8.2.2 分证论治(表 12-13)

证型	证候	治法	中成药	
			内服药	外用药
风热证	咽痛灼热,吞咽不利,咽黏膜色鲜红、肿胀,兼有发热恶寒,头痛,咳嗽痰黄	疏风清热,利咽消肿	蓝芩口服液（颗粒）,百蕊颗粒（片、含片、胶囊）,小儿热速清糖浆（口服液、颗粒）,小儿清咽颗粒,胆木浸膏糖浆	金喉健喷雾剂、开喉剑喷雾剂(儿童型)

四、《儿童社区获得性肺炎诊疗规范(2019 年版)》[7]

十四、中医药治疗

(一)风热闭肺证

本证候多见于肺炎初期的患儿。

【主症】发热,咳嗽,气急,咽红。

【舌脉】舌红,苔薄黄,脉浮数,指纹浮紫。

【治法】辛凉开闭,宣肺止咳。

【基本方药】银翘散合麻杏石甘汤加减(金银花、连翘、炙麻黄、炒杏仁、生石膏、芦根、鱼腥草、甘草)。

【加减】咳嗽痰多,加川贝母、瓜蒌皮、天竺黄。

【常用中成药】银黄类制剂、麻杏石甘汤类制剂、胆木类制剂。

(三)痰热闭肺证。

本证候多见于肺炎极期或重症患儿。

【主症】高热不退,咳嗽,气急鼻扇,痰黄黏稠,面赤口渴。

【舌脉】舌红,苔黄腻,脉滑数。

【治法】清热涤痰,开肺定喘。

【基本方药】五虎汤合葶苈大枣泻肺汤加减(炙麻黄、炒杏仁、生石膏、细茶、葶苈子、莱菔子、瓜蒌、鱼腥草、甘草)。

【加减】便秘,喘急,加生大黄;面唇青紫者,加丹参、桃仁;低热羁留,咳喘痰鸣,改用泻白散加味。

【常用中成药】麻杏石甘汤类制剂、葶苈大枣泻肺类制剂、胆木类制剂。

五、《中国儿童药品临床应用指南(2021年版)》1314~1315页[8]

胆木浸膏糖浆(胶囊、片)

【剂型规格】

剂 型	规 格	儿童适用性
糖浆[保(乙)]	每支10 mL	☑首选□常用□不推荐
胶囊剂	每粒装0.36 g	□首选☑常用□不推荐
片剂[保(乙)]	每片0.5 g	□首选☑常用□不推荐

参考文献

[1]江苏新医学院.中药大辞典-上册[M].上海:上海科学技术出版社,1986:1439-1440.

[2]戴好富,郭志凯.海南黎族民间验方集[M].中国科学技术出版社出版,2014.

[3]唐菲,林天东.海南黎药.第三辑[M].海南出版社出版,2019.

[4]国家卫生和计划生育委员会妇幼健康服务司,国家中医药管理局医政司.儿科中医医疗技术及中成药用药指导[M].北京:中国中医药出版社,2015.

[5]张洪春.中成药临床应用指南呼吸系统疾病分册[M].北京:中国中医药出版社,2016.

[6]马融.中成药临床应用指南儿科疾病分册[M].北京:中国中医药出版社,2017.

[7]医政医管局.儿童社区获得性肺炎诊疗规范(2019 年版)[EB/OL]. (2019－02－11)
　　[2022－11－01]. http://www. nhc. gov. cn/yzygj/s7653/201902/bfa758ad6add48a599
　　bc74b588a6e89a. shtml.

[8]倪鑫,王天有,林立开.中国儿童药品临床应用指南[M].北京:中国协和医科大学出
　　版社,2021.

第十章　胆木制剂的抗感染价值分析

　　随着抗生素的广泛使用,甚至滥用,越来越多的细菌对抗生素出现了严重的耐药现象。具有多种耐药机制病原体的出现,加剧了治疗感染性疾病的困难,增加了耐药菌感染死亡的风险。众多研究表明中药单体、复方或中药提取物中的活性成分有明显的抑菌、抗炎、抗病毒作用。因此运用中药进行抗感染治疗被国内外学者认为是解决耐药性问题的有效方式。胆木作为我国仅有的一种可入药的乌檀属植物,也是海南省传统黎药的重点药材。文献报道胆木中提取出的活性成分多达 47 种,具有抑菌、抗病毒、抗炎等作用[1]。胆木的单方制剂胆木浸膏糖浆、胆木浸膏胶囊(海南森祺制药有限公司生产),具有清热解毒,消肿止痛的功效,众多临床研究表明其抗感染、抗炎等作用效果显著且安全可靠,可被用于治疗急性扁桃腺炎、急性咽炎、急性结膜炎及上呼吸道感染,被国内众多权威指南一致推荐使用。

一、耐药菌——抗感染治疗的难题

　　近几年,虽然"限抗令"执行了多年,也取得了一定成效,但抗生素临床使用率高居不下以及尚存在的较多不合理使用,耐药性细菌依然呈扩散趋势,据 2019 年全国细菌监测报告显示,2014 年至 2019 年,我国多重耐药菌和泛耐药菌的检出率居高不下,部分细菌的耐药率呈现增长趋势,见图 10-1。

　　耐药菌的增多,降低了抗生素在各类感染性疾病中的治疗效果。世界卫生组织发布的一份报告中表示,现阶段,在全球每年约有 70 万人死于各种耐药菌感染。而这种危害正在逐年攀升,预计到 2050 年,每年将导致 1000 万人因此丧生。

　　目前,一方面新抗生素的研发能力严重不足,难以应对日益增长的抗生素耐药性的威胁;另一方面高居不下的抗生素使用率和不合理使用现象依然在不断推高耐药率。中药由于其独特的抗耐药菌活性成分和抑菌作用机制,被国内外医药界一致认为可用于治疗感染性疾病,有效解决细菌耐药问题,越来越受到临床认可和社会重视。

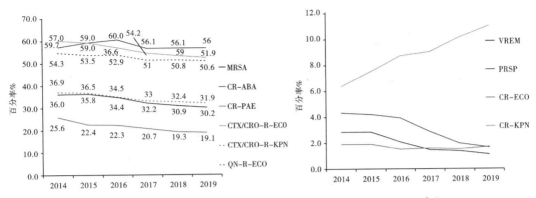

图 10-1 特殊与重要耐药菌细菌检出率变迁情况(2014—2019 年)

备注:MRSA:耐甲氧西林的金黄色葡萄球菌;CR-ABA:碳青霉烯类耐药鲍曼不动杆菌;CR-PAE:碳青霉烯类耐药铜绿假单胞菌;CTX/CRO-R-ECO:头孢噻肟或头孢曲松耐药的大肠埃希菌;CTX/CRO-R-KPN:头孢噻肟或头孢曲松耐药的肺炎克雷伯菌;QN-R-ECO:喹诺酮类耐药的大肠埃希菌;VREM:万古霉素耐药的屎肠球菌;PRSP:青霉素耐药的肺炎链球菌;CR-ECO:碳青霉烯类耐药的大肠埃希菌;CR-KPN:碳青霉烯类耐药的肺炎克雷伯菌。

二、耐药菌克星,抗感染治疗新选择——胆木

胆木又名乌檀、山熊胆、熊胆树,是海南省传统黎药重点研究药材。众多高校科研机构对胆木进行了研究,从胆木中提取出了 47 种活性成分,主要包括了生物碱类、萜类、酚酸类、黄酮类等。多种有效活性成分单独或协同作用,起到抑菌、抗病毒、抗炎、解热、免疫调节、抗氧化等多重药理作用。

(一)独特的抑耐药菌作用

胆木中所含的多种抗耐药菌活性成分(生物碱类、萜类、酚酸类、黄酮类),使胆木在抑菌方面具有多靶点效应、细菌难以对其产生耐药性等特点。胆木通过①抑制 β-内酰胺酶的活性,逆转金黄色葡萄球菌的耐药性;②抑制 MASA 外排泵的作用改善细菌耐药的情况;③阻碍细菌细胞壁的合成的作用机制,对金黄色葡萄球菌、大肠埃希菌、肺炎克雷伯菌等耐药菌产生较强的抑菌作用。

(二)有效的抗病毒作用

胆木内含有的异长春花苷内酰胺(STR)对甲、乙型流感病毒均有一定的抑制作用,其中对乙型流感病毒的抑制作用与利巴韦林接近。对甲型流感病毒感染小鼠所致的肺指数升高具有显著抑制作用,可显著改善甲型流感病毒所致肺部感染性病变。

(三)明确的抗炎机制

胆木通过抑制 NF-κB(核因子激活的 B 细胞的 κ 轻链)这一经典信号通路中的 p65 等的磷酸化,同时抑制 m-RNA 的表达及白细胞介素-1(IL-1)和肿瘤坏死因子(TNF-α)的生成来实现抗炎效果,见图 10-2。

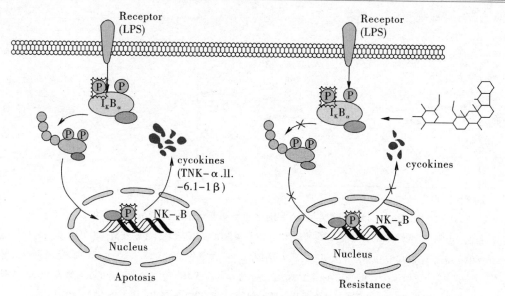

图 10-2　抗炎作用机制

（四）其他药理作用

在解热、抗炎、免疫调节方面，①胆木对肿胀、毛细血管通透性增加等均具有抑制作用，也可快速降低有多种细菌所致的体温升高的情况；②胆木可通过促进细胞的吞噬功能、提高血清溶菌酶含量和促进免疫球蛋白的形成，增强细胞免疫能力；③对抗毛细血管通透性增高，减少炎性渗出物；④抑制浆液分泌，促进组织再生等作用机制，对炎性免疫反应起到较强的调节作用。在抗氧化方面，胆木提取化合物具有 DPPH 自由基清除活性，在多种不同极性的萃取物中均具有抗氧化活性。

此外，南京中医药大学研究所将胆木浸膏糖浆与其他 5 种同类产品[2]进行了对比，发现胆木浸膏糖浆的疗效更全面，且在抗炎、镇痛、解热及增强免疫方面优于其他同类产品，见图 10-3。

药品	抗炎	镇痛	解热	镇咳	祛痰	增强免疫
胆木浸膏糖浆	★★	★★	★★	★	★	★★
银黄口服液	★	★				
蓝芩口服液	★★	★★	★	★		
双黄连口服液	★★	★★	★★	★		★★
蒲地蓝消炎口服液	★★	★★			★	
小儿柴桂退热口服液	★	★	★★			

图 10-3　同类对比疗效更优更全面

三、胆木抗感染的临床价值

无论单独用药还是与其他药物联用,胆木类制剂由于其独特的活性成分、全面的药理作用,均可有效发挥抑菌、抗病毒、抗炎的作用,减少因长期服药抗生素产生的耐药性或毒副作用的发生,从而达到有效治疗多种疾病的目的。胆木浸膏糖浆和胶囊是海南森祺制药生产的胆木类制剂,主要成分为胆木提取物,其众多临床研究证实了胆木制剂较高的抗感染临床价值在。

(一)单独用药

1. 抗菌作用—单用胆木治疗的抑菌效果明显,效果更佳

相比于临床上常用的抗菌药物治疗急性扁桃体炎,胆木浸膏糖浆作为纯中药制剂,可明显改善病原菌抗药性情况,提高有效率,同时减少对胃肠道的刺激,降低不良反应的发生。

临床研究表示,与头孢克洛缓释片加喜炎平的治疗相比,单用胆木浸膏糖浆治疗急性扁桃体,总有效率(98.45%)和安全性(不良反应发生率:0%)均明显优于对照组($P<0.05$),见图10-4。

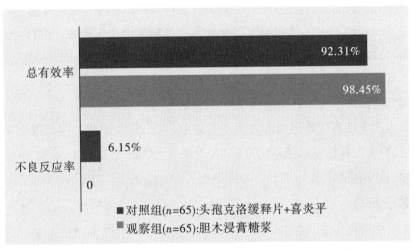

图10-4　胆木浸膏糖浆与头孢克洛缓释片加喜炎平治疗急性扁桃体炎的有效率和不良反应发生率情况

2. 抗病毒作用—单用胆木可有效抑制病毒,缩短住院天数

相对于抗病毒药物治疗病毒性流感,胆木性寒,具有清热解毒、消炎抑菌的作用,可避免由于抗病毒药物使用不合理引发的病毒变异、加重病情的情况,有效抑制流感病毒。

众多临床研究表明,相比于抗病毒药物利巴韦林,单用胆木浸膏糖浆,可以综合改善临床症状,提高患儿免疫力,良好的服药口感可提高患儿依从性,从而有效提高治疗总有效率,明显缩短近2 d的住院时间,有效缓解家长及医生的压力,见图10-5。

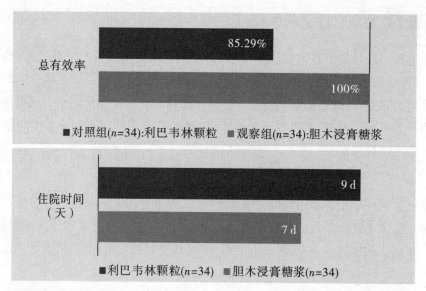

图 10-5　胆木浸膏糖浆与利巴韦林相比治疗病毒性流感的总有效率和住院天数情况

3. 抗炎作用—单用胆木可快速缓解症状,抑制病菌活性

与急性中耳炎患者或普通感冒患儿使用其他西药(苯酚滴耳剂或儿感宁口服液/小儿速效感冒片)的治疗相比,单用胆木浸膏糖浆可在 24 h 内快速起效,改善症状。3 d 内,中耳炎患者耳痛症状消失,近 90% 的患者鼓膜充血症状消失;普通感冒的患儿退热率高达 96.6%。避免了并发症和腹泻等不良反应的发生。

4. 单用胆木治疗急性中耳炎的病情改善情况

与呼吸道感染患者或牙龈炎患者使用其他中药(小儿豉翘清热颗粒或金栀含漱液)的治疗相比,胆木浸膏糖浆抗炎作用更佳,有效调节患者的免疫功能,有明显的有效性和安全性优势($P<0.05$)。

(二)联合用药

1. 相比于单用抗生素,联用胆木可增加抗炎细胞因子,提高细菌清除率

上呼吸道感染(如:扁桃体炎、咽喉炎)、下呼吸道感染(如:支气管炎)和中耳炎等众多疾病在临床上主要使用抗生素进行治疗,长期抗生素治疗不仅会产生耐药性,甚至会造成患者的肾功能受损。而胆木浸膏糖浆与抗生素的联合用药方案,可显著提高细菌清除率,快速缓解不适症状,减少抗生素的使用时间及剂量,从而避免并发症的发生,减少不良反应的发生。

增加抗炎细胞因子,有效治疗上呼吸道感染。通过对胆木浸膏糖浆联合头孢克肟分散片的研究发现,二者联合使用可加快缓解发热、咳嗽、咽痛等症状,治疗前后降钙素原、C 反应蛋白、白介素-1 等显著下降,而白介素-10、干扰素 γ 等抗炎细胞因子显著升高,

有效降低上呼吸道感染患者的机体炎症反应,见图10-6。

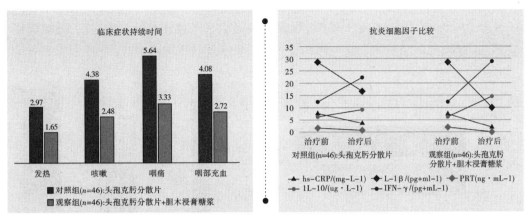

图10-6 联合用药治疗上呼吸道感染的临床症状持续时间和抗炎细胞因子的变化情况

改善炎症指标,有效治疗扁桃体炎。研究表明,胆木浸膏糖浆联用抗生素治疗,相比于单用抗生素治疗(头孢哌酮钠他唑巴坦钠(静滴)、头孢呋辛酯片、阿莫西林克拉维酸钾),联合组的临床有效率可高达96.7%($P<0.05$)。同时,联用胆木治疗可快速改善发热及咽痛等症状,提高细菌清除率,明显改善C反应蛋白(CRP)、白细胞计数(WBC)、IL-6和IL-10等各项炎症指标对比,统计学有差异($P<0.05$),且未发生明显不良反应症状,见图10-7。

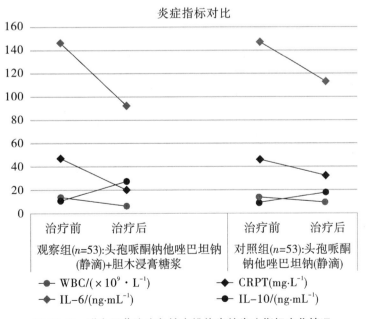

图10-7 联合用药治疗急性扁桃体炎的炎症指标变化情况

有效治疗咽喉炎,明显缩短病程。研究表明,在氨苄西林胶囊和地塞米松口服治疗的基础上加用胆木浸膏糖浆,可提高治疗总有效率至 97. 26%,显著高于对照组的 80.82%(P<0.05),且有效缩短咳嗽、咽痛、咽喉部红肿等临床症状消失时间,缩短病程,见图 10-8。

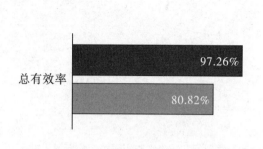

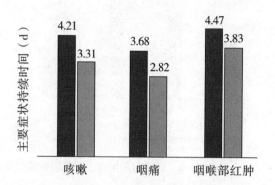

图10-8 联合用药治疗咽喉炎的总有效率和症状持续时间情况

有效治疗下呼吸道感染,减少毒副作用。研究通过使用胆木浸膏糖浆联合盐酸左氧氟沙星发现,联合用药具有较高细菌清除率和治疗有效率(联合组:84.6% vs 对照组:65.4% ,P<0.05)。可有效抑制炎症,祛痰镇咳,缓解气道平滑肌痉挛。且无明显的毒副作用。有效治疗支气管炎,显著降低不良反应发生率。研究发现与单用抗菌药物(阿莫西林胶囊+盐酸氨溴索片)相比,胆木联合用药可更好地改善患者临床症状,治疗总有效率可达96%。不良反应发生率由对照组的18%降低至4%,见图10-9。

有效治疗急性中耳炎,提高总有效率。研究表明,在抗生素治疗的基础上加用胆木浸膏糖浆,治疗总有效率可达96%,显著优于对照组的70%(P<0.05)。相比于其他药物治疗,联合用药同样具有优势胆木浸膏糖浆的独特药理作用,不仅和抗生素联用有效,与其他常规治疗联用,也可显著提高治疗总有效率。对于普通感冒患儿或中耳炎患者,在常规治疗的基础上加用胆木浸膏糖浆,可将治疗总有效率分别从74.4%~76.5%或80%显著提高至94.2%~95.3%或96%(P<0.05)。

四、众多权威指南推荐,肯定胆木临床价值

胆木作为国家重点保护的珍稀野生植物,海南森祺制药已实现从育种到人工种植的突破,实现了大规模生产的可能性,其相应制剂也被得到相关部门认可收载进入国家医保目录。

由于胆木可靠的临床价值,在国家卫健委出版的《儿童社区获得性肺炎诊疗规范

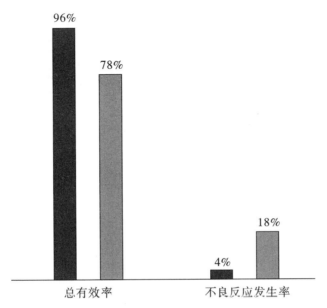

图 10-9　联合用药治疗小儿急性支气管炎的总有效率和不良反应发生率情况

（2019 年版）》中,胆木类制剂作为唯一的单方制剂被推荐用于治疗肺炎初期、极期乃至重症患儿。同时也被《儿科中医医疗技术及中成药用药指导》《中成药临床应用指南:儿科疾病分册》《中成药临床应用指南:呼吸系统疾病分册》列为相关疾病的推荐用药。

五、展望

在抗生素的滥用情况日益严重,病原体耐药性不断增强的今天,使用传统中药成为战胜感染性疾病的有效治疗方式。胆木清热解毒作为抗感染治疗的新选择,以其独特的活性成分、多靶点的药理活性以及在抗感染、抗炎等方面较高的临床价值,得到了官方权威指南和诊疗规范的一致认可和推荐。若临床根据病情合理使用胆木类制剂,可有效减少或降低抗生素用量,减少耐药菌的产生和降低耐药菌的活力。

习近平总书记在对中医药工作的重要指示中也强调"要遵循中医药发展规律,传承精华,守正创新,加快推进中医药现代化、产业化""推动中医药事业和产业高质量发展,推动中医药走向世界,充分发挥中医药防病治病的独特优势和作用"。

让我们共同期待未来对胆木类制剂开展更多基于真实世界的研究和药物经济学评价,让中华千百年来传承的中医药财富在世界医学的发展中与时俱进,为中国乃至世界的中医药发展贡献更多中国民族力量!

参考文献

[1]马雅銮,胡镜清.胆木的研究进展[J].中华中医药杂志,2017,32(7):3079-3082.

[2]沈存思,尹庆锋,王蔚,等.6种中药口服液抗炎、镇痛、解热作用比较实验研究[J].世界中医药,2016,11(9):1663-1666.

附 图

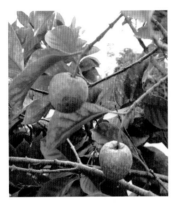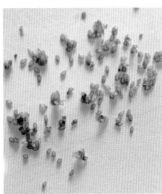

图1 胆木种子

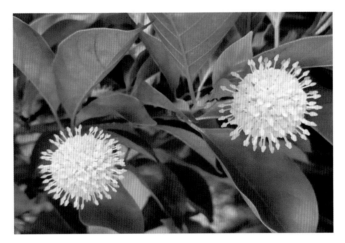

图2 胆木花

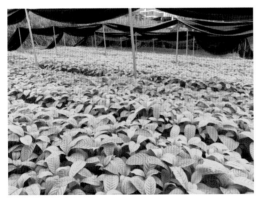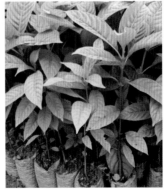

图3 胆木苗

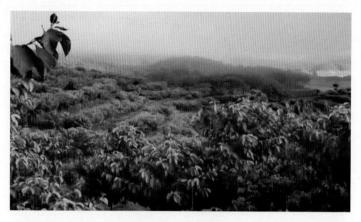

图 4　胆木种植基地

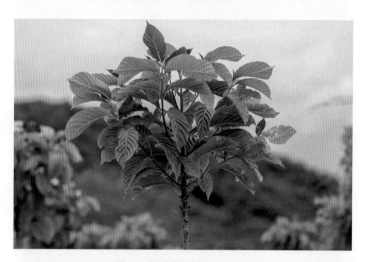

图 5　胆木树(树龄:1 年)

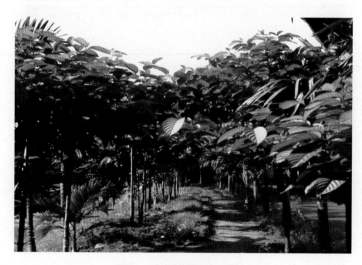

图 6　胆木树(树龄:3 年)

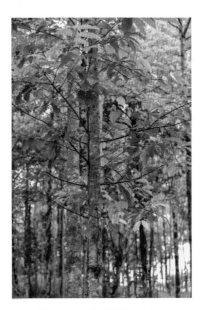

图 7　胆木树(树龄:5 年)

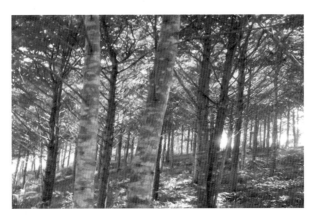

图 8　胆木树(树龄:8 年)

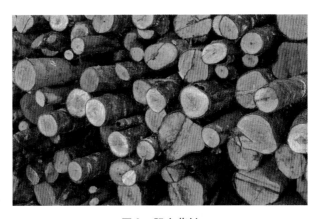

图 9　胆木药材

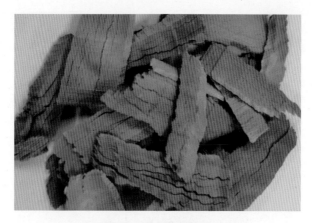

图 10　胆木药材饮片

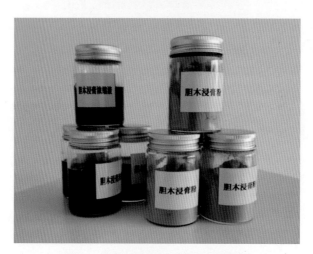

图 11　胆木浸膏浓缩液和胆木浸膏粉

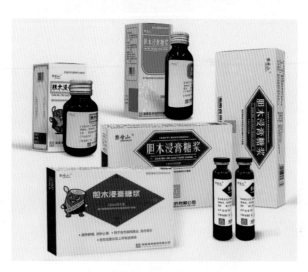

图 12　胆木产品